Rolf Ehlers
Essenspausen

Verlag Via Nova

Rolf Ehlers

Essenspausen

Der einzige Weg
zur nachhaltigen Gewichtskontrolle

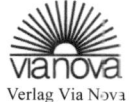

vianova
Verlag Via Nova

1. Auflage 2012

Verlag Via Nova, Alte Landstr. 12, 36100 Petersberg

Telefon: (06 61) 6 29 73

Fax: (06 61) 96 79 560

E-Mail: info@verlag-vianova.de

Internet: www.verlag-vianova.de / www.transpersonale.de

Umschlaggestaltung: Guter Punkt, München

Satz: Sebastian Carl

Druck und Verarbeitung: Appel und Klinger, 96277 Schneckenlohe

ISBN 978-3-86616-234-1

Inhalt

Vorwort

In diesem Buch geht es um ein wichtiges praktisches Thema, das allerdings beträchtliche **spirituelle Auswirkungen** hat. Zwar braucht eine für die Allgemeinheit der Menschen mit ihren unterschiedlichen Grundansichten über Gott und die Welt geschriebene **Anleitung zum Abnehmen und zur Gewichtskontrolle** keine Auseinandersetzung mit all den vielen verschiedenen Welterklärungsversuchen. Ein Christ nimmt ja auf dieselbe Weise zu und ab wie ein Moslem, ein Buddhist, ein Hindu, ein Atheist oder ein Agnostiker. Wir Menschen aller Völker sind uns nämlich biologisch sehr viel gleicher, als wir verschieden sind.

Die richtige Ernährung hält aber nicht nur die körperlichen Systeme des Menschen in Gang, sondern schafft auch die Grundlagen für unser ganzes Gehirngeschehen. Diese naturgegebene Verknüpfung der materiellen Versorgung des Körpers mit der Aufrechterhaltung der Funktionen unserer Gefühls- und Gedankenwelt macht das Thema auch interessant für diejenigen, denen es weniger um die Sache geht als um die Mission ihrer Lehren. Gerade in den Fragen des Abnehmens und der gesunden Lebensführung sind wir seit dem Ende des II. Weltkrieges nunmehr drei ganze Generationen lang mit immer neuen falschen Lehren überzogen worden. Ich schlage vor, dass wir endlich aufhören, allen solchen Lehrmeistern, ob es nun anerkannte Experten auf ihren Gebieten sind oder „Seiteneinsteiger" bei allen beteiligten Sparten der Wissenschaften wie ich, künftig auch nur ein einziges Wort zu **glauben**. Was an Erkenntnissen nicht sicher nachvollziehbar dargestellt wird, verdient unsere Aufmerksamkeit nicht. Ein erster Kernsatz der vorliegenden Abhandlung, den zu beachten sich lohnt, lautet daher:

Bilden Sie sich in allen die Gesundheit betreffenden Fragen eine eigene Meinung und trauen Sie absolut niemals blind einem fremden Urteil!

Da nachvollziehbar sein muss, was gelten soll, kann die Basis für das System der Essenspausen nur die sorgfältige **wissenschaftliche Vorgehensweise** bei der Ermittlung aller für eine nachhaltige Gewichtskontrolle maßgeblichen Bedingungen sein. Bei dieser Berufung auf die Wissenschaftlichkeit werden allerdings schon viele Leser einhaken und anmerken, dass „die Wissenschaft" doch an vielen wichtigen Erfahrungen vorbeigehe, weshalb sich gerade im Gesundheitswesen eine wachsende **alternative Medizin** etabliert hat. Aber wie gut sind denn deren Erkenntnisse? Auch da kann man nicht einfach alles glauben, was behauptet wird.

Mit Wissenschaftlichkeit und der Suche nach dem wirklichen Wissen meine ich nicht „das, was besondere Wissenschaftler tun". Daran orientiert sich aber leider in fast allen Ländern die heutige Rechtspraxis. Schon wegen der Freiheit der Wissenschaft, die niemand für sich allein gepachtet hat, kann die wissenschaftliche Arbeit nicht beschränkt werden auf die elitären Kreise in den universitären Elfenbeintürmen und an den renommierten wissenschaftlichen Instituten. Von ausschlaggebendem Interesse bei der Ermittlung des **wirklichen Wissens** ist ohnehin nicht irgendwelches verborgene oder im Fachjargon verschlüsselte Expertenwissen, sondern das Wissen, das von jedem vernunftbegabten Menschen verstanden und nachvollzogen werden kann. Es gibt kein Wissen, das ein erfahrener Richter, nötigenfalls mit fachlicher Hilfe durch gerichtliche Gutachter, nicht verstehen kann. Und was richtig und falsch ist, dürfen in einem Streitfall in einem Rechtsstaat ohnehin nur die Richter entscheiden und nicht angebliche Koryphäen außergerichtlicher Kreise.

Zwar versetzt bekanntlich der Glaube Berge. Wer aber darauf setzt, allein mit dem Schein der Wissenschaft Menschen zu überzeugen und sogar zu einem erwünschten Verhalten zu bewegen (Beispiel: die Folgsamkeit, die „compliance" des Patienten), ohne sie auf dem Weg der Erkenntnis „mitzunehmen", wird bald auf die Lücken seiner Erkenntnisse gestoßen. Ganz allgemein, besonders aber bei den das Leben der Menschen unmittelbar angehenden Problemen, wie dem des außer Kontrolle geratenen Körpergewichts, geht nichts ohne die volle Einbeziehung der Betroffenen mit allen ihren Fähigkeiten, auch ihrer Kritikfähigkeit.

Auf die etablierte Wissenschaft muss man leider ohnehin oft vergeblich warten. Sie ist unübersehbar so sehr vom Geld der Industrie abhängig, dass sie in vielen Fällen nicht tätig wird, wenn diese sich von Forschungsergebnissen nicht große wirtschaftliche Gewinne verspricht. Nicht patentierbares Wissen kann daher noch so bedeutsam sein, das Interesse daran ist gering, wenn es nicht gegen Konkurrenten geschützt werden kann. Neues weiterführendes Wissen, das alte Strukturen aufbrechen kann und dessen Umsetzung womöglich erst einmal zum Verlust fest eingeplanter Gewinne führt, lässt man lieber ganz ruhen. Es kann daher nicht einmal das Vertrauen geben in die generelle Richtigkeit der veröffentlichten wissenschaftlichen Ergebnisse und andererseits dafür, dass das oberste Ziel der Vertreter der großen Wissenschaft und aller anderen Repräsentanten des Gesundheitswesens ausschließlich die Hilfe für Menschen in Not ist.

Es trifft sich, dass gerade ich eine interessante voll dokumentierte Erfahrung zu dem Thema gemacht habe, wie die Industrie das Gesundheitswesen auf egoistische Weise dominiert und seine Entwicklung behindert. Ich schildere diesen Fall hier in aller Kürze, wenn er auch die Fragen der Kontrolle des Körpergewichts nicht direkt betrifft. Auch dort ist es allerdings wichtig zu wissen, dass die Öffentlichkeit immer wieder bewusst desinformiert wird und dass man besser fährt, sich ein eigenes Bild zu machen.

Hier in aller Kürze die Geschichte: Der frühere deutsche Bundesgesundheitsminister und heutige bayerische Ministerpräsident **Horst Seehofer** gab mir persönlich vor Jahren – schriftlich – das Versprechen, sich dafür einzusetzen, dass nach dem von mir vorgelegten Vorschlag die **neue elektronische Gesundheitskarte** der Krankenkassen ohne eine verbindliche Antwort der Kassenmitglieder auf die Frage ihrer Bereitschaft zur Organspende nicht ausgegeben werden sollte. Der Inhalt der Erklärung, ob Organentnahme erlaubt sein sollte, ganz oder zum Teil oder gar nicht, sollte aus datenschutzrechtlichen Gründen nicht aus der Karte herausgelesen werden können. Er sollte aber von gesetzlich dazu ermächtigten Ärzten in einer bundesweiten elektronischen Datei nachgelesen werden können, in der die – von den Betroffenen lebzeitig jederzeit änderbaren – Angaben zur ihrer Bereitschaft zur Organspende gespeichert werden sollten. Schon damals war bekannt, dass laut allen Umfragen 74 % der Bundesbürger eigentlich den Willen zur Organspende hatten, dass aber nur sehr wenige von ihnen sich die Mühe machten, extra einen Organspendenausweis zu beschaffen und immer bei sich zu tragen. Seehofer wechselte bald darauf das Amt. Aus der Umsetzung des Vorhabens wurde leider bis heute nichts. Voraussichtlich wären dadurch regelmäßig allein so viele Nieren für die Organspende frei geworden, dass wir in Deutschland sehr bald den Riesenaufwand der Blutwäsche (Dialyse) gar nicht mehr betreiben müssten. Jährlich hätten viele Tausende Patienten, die die den Körper sehr belastende Blutwäsche bisher mal gerade am Leben erhält, wieder ein ganz normales Leben (erfülltes Eheleben, Arbeitsplatz, Sport etc.). Für die Medizingeräteindustrie wäre das natürlich eine Katastrophe, sie müsste ganze Produktionslinien schließen. Später beklagte Seehofer in einem bei „Youtube" nachzusehenden Interview, dass er die bittere Erfahrung gemacht hatte, dass sich niemand, selbst die eigentlich zuständige Politik, gegenüber den Interessen der Gesundheitslobby jemals hätte durchsetzen können. Das sei nun einmal so. Die Täuschung der Öffentlichkeit geht immer weiter. Gerade hat man wieder neue gesetzliche Regeln zur Organspende aufgestellt. Sie beschränken sich aber wieder darauf, die Krankenkassen zu verpflichten, ihre Mitglieder förmlich aufzuklären und sie höflich um eine Angabe zu ihrer Spendenbereitschaft zu bitten. Dass schlichte Appelle nichts nutzen, weiß aber doch jeder.

Zurück zur Frage der Wissenschaftlichkeit: Auch wenn ich nicht nur nach den gerichtsfesten Standards der etablierten Wissenschaften vorgehe, werden Sie hier im System der Essenpausen keine Behauptung finden, die nicht auf wissenschaftlich streng gesicherten Eckpfeilern beruht. Darauf aufbauende Folgerungen fußen darüber hinaus nur auf der Logik, nicht aber auf subjektiven Annahmen. Das bedeutet hingegen nicht, dass ich nicht unterstützend auch auf Überlegungen abstelle, die nicht oder noch nicht voll beweisbar, aber immerhin **plausibel** sind. Nichts spricht auch dagegen, überzeugende tiefe Einsichten und wertvolle Erfahrungen aus der europäischen Erfahrungsmedizin, etwa der der heiliggesprochenen Hildegard von Bingen oder aus anderen Kulturen und ihrem Gesundheitswesen, zu berücksichtigen und in aller Vorsicht praktisch zu nutzen, z.B.

aus der Traditionellen Chinesischen Medizin (TCM), dem indischen Ayurveda und der tibetanischen Heilkunde.

Wie wertvoll der Blick über die Grenzen des exakten Wissens und unseres eigenen europäischen Erfahrungshorizontes sind, habe ich bei der Entdeckung der Beherrschung des Hungergefühls durch die Lockung des Esskontrollhormons Serotonin erfahren, worauf ich gleich in der Einleitung zu sprechen komme. Ohne die Kenntnis eines bestimmten Produkts aus der TCM wäre ich ganz sicher nicht „auf den Trichter gekommen", wie der jedes Abnehmen störende, quälende Hunger jeden Tag auf natürliche Weise und ohne schädliche „Nebenwirkungen" kontrolliert werden kann.

Ich selbst war die meiste Zeit meines Lebens ein vom Übergewicht wahrlich „schwer" Betroffener, bis ich hinter die Lösung des Problems kam. Mein Übergewicht hat mich jahrzehntelang erheblich belastet, auch wenn ich wie viele in gleicher Situation nach außen gern so tat, als wäre das Körpergewicht gar nicht so wichtig. Was macht der Fuchs schon, wenn die Trauben zu hoch hängen? Ich widme daher dieses Buch allen meinen ungezählten, noch immer übergewichtigen Leidensgenossen, denen ich den Entschluss wünsche, meinem hier beschriebenen Weg zum gesunden Körpergewicht nachzugehen. Verbunden ist das für jeden mit dem Abschied von einer langen Leidenszeit und der Öffnung zu einer neuen heiteren Stufe des Lebens, die wir fern von komplizierten Essregeln, leicht an Gewicht und frei von körperlichen, mentalen und psychischen Störungen in jederzeit allgemeinem Wohlbefinden genießen können.

Erkrath, Herbst 2012
Rolf Ehlers

Stufen

Wie jede Blüte welkt und jede Jugend
dem Alter weicht, blüht jede Lebensstufe,
blüht jede Weisheit auch und jede Tugend
zu ihrer Zeit und darf nicht ewig dauern.
Es muss das Herz bei jedem Lebensrufe
bereit zum Abschied sein und Neubeginne,
um sich in Tapferkeit und ohne Trauern
in andre, neue Bindungen zu geben.
Und jedem Anfang wohnt ein Zauber inne,
der uns beschützt und der uns hilft zu leben.

Wir sollen heiter Raum um Raum durchschreiten,
an keinem wie an einer Heimat hängen,
der Weltgeist will nicht fesseln uns und engen,
er will uns Stuf' um Stufe heben, weiten.
Kaum sind wir heimisch einem Lebenskreise
und traulich eingewohnt, so droht Erschlaffen.
Nur wer bereit zu Aufbruch ist und Reise,
mag lähmender Gewöhnung sich entraffen.

Es wird vielleicht auch noch die Todesstunde
uns neuen Räumen jung entgegensenden,
des Lebens Ruf an uns wird niemals enden...
Wohlan denn, Herz, nimm' Abschied und gesunde!

Hermann Hesse

Einleitung

Mit diesem Buch zeige ich den, wie im Titel angekündigt, *einzigen* Weg auf zur erfolgreichen Lösung des gewaltigen Problems des Übergewichts in den westlichen Gesellschaften. Sie lesen richtig: Es gibt diesen einen Weg, der sogar unkompliziert und gut zu begehen ist – und zu dem es absolut keine Alternative gibt!

Bevor ich mich eingehend der Lösung der Probleme des Übergewichts widme, bitte ich all die Menschen um Nachsicht, die nicht mit Übergewicht, sondern mit **Untergewicht** zu kämpfen haben. Ich habe nur ein paar Anhaltspunkte und die Ahnung, dass ihnen auch durch die Einhaltung fester Essenszeiten geholfen werden kann. Ich verstehe von **Magersucht, Essstörungen** und **Bulimie** aber (noch) nicht genug, um darüber kompetent schreiben zu können. Ich werde darauf vielleicht in einer späteren Auflage zurückkommen, das aber nur, wenn ich dann auch einen sicheren Weg zur Besserung aufzeigen kann. Einige beachtliche Erfahrungen gibt es allerdings schon. So berichtete mir vor Kurzem eine früher lange an Bulimie (Heißhungerattacken/nachträgliches Erbrechen) krank gewesene Teilnehmerin eines sechsmonatigen, geführten Ernährungskurses, in dem Übergewichtige und Untergewichtige bunt gemischt waren, über ein sehr interessantes Ergebnis. Allein die dort vorgeschriebene strikte Einhaltung der Pausen zwischen den maximal drei täglichen Standardmahlzeiten soll dazu geführt haben, dass sie selbst von ihrem Leiden frei wurde und leicht zunahm, während ihr schwer übergewichtiger direkter Gruppennachbar 40 kg an Gewicht verlor.

Die nachfolgend ausgebreiteten Erkenntnisse dienen nicht nur den Menschen als Lebenshilfe, die unter erhöhtem Körpergewicht leiden und davon herunterkommen wollen. Die hier gewonnene Kenntnis der Abläufe von der Aufnahme, der Verstoffwechslung und der Nutzung unserer Nahrung im Körper, von der Energiegewinnung bis zur Beeinflussung unserer mentalen und psychischen Funktionen ist auch für jeden Normalgewichtigen von fundamentaler Bedeutung. Sich so zu verhalten, dass man künftig vor jeder Gefahr der Verfettung geschützt ist, bringt einen automatisch dahin, auch allgemein seine körperlichen, mentalen und geistigen Funktionen besser zu beachten und zu bewahren.

Im Evangelium des Matthäus (10,23-31) wird uns zwar geraten, die Sorge um unsere Versorgung ganz in Gottes Hand zu legen. Wir sollen leben wie die Vögel auf dem Felde:

„Sehet die Vögel unter dem Himmel an:
sie säen nicht, sie ernten nicht,
sie sammeln nicht in die Scheunen;
und euer himmlischer Vater nährt sie doch.
Seid ihr denn nicht viel mehr denn sie?"

Gewiss ist das nur im übertragenen Sinne so gemeint. Je weiter wir uns mit unserer Nahrung und Essweise von den Wegen der Evolution (der Natur, der Schöpfung) entfernt haben, die diese in Millionen von Jahren entwickelt hat, desto mehr müssen wir uns bemühen, die ungezählten Wirkzusammenhänge in unserem Körper zu erkennen und selbst für die ausgewogene Funktion der vielen komplexen Geschehnisse im Körper zu sorgen. Auf die Bäume zu den Affen wollen wir ja nicht zurück. Das bedingt aber, dass wir unseren Verstand und im Zweifel auch die Technik einsetzen, um unsere gestörten Systeme wieder ins Gleichgewicht (Homöostase/Harmonie) zu bringen. Dass

18

wir nach Aufgabe der von der Natur für Wesen unserer Art vorgesehenen Ernährung sorglos drauflosessen könnten, glaubt ja wohl niemand.

Das grassierende Übergewicht ist zudem ein großes gesamtgesellschaftliches Problem, das zumindest mittelbar jeden von uns belastet. Es gibt in der heutigen Zeit wohl niemand mehr, der nicht in unmittelbarer persönlicher Nähe zu mehreren stark übergewichtigen Menschen steht. Durch seine erheblichen gesundheitlichen Folgen belastet das in der Gesellschaft immer weiter ums sich greifende Übergewicht die öffentlichen Kassen, wodurch der ohnehin schon schamlose Griff des Staates in die Taschen der Bürger von Jahr zu Jahr immer gnadenloser erfolgt.

In Deutschland sind schon etwa 70 % der Männer und 40 % der Frauen betroffen. Ein Drittel dieser Übergewichtigen ist im medizinischen Sinne adipös, also fettleibig. Starkes Übergewicht schadet der Beweglichkeit und der Leistungsfähigkeit. Es ist aber unbestreitbar auch ein großes Gesundheitsrisiko. Das sog. metabolische Syndrom aus Bluthochdruck, hohen Blutfettwerten, Insulinresistenz, Diabetes II, Herz- und Kreislaufbeschwerden, Herzinfarkt und Schlaganfall ist nach allgemeinem Wissen in der Medizin eng verbunden mit dem erheblichen Übergewicht.

„Beileibe" nicht minder schädlich ist die Verfehlung des gesellschaftlich anerkannten, wenn auch weit überzogenen **Schönheitsideals**. Sich nicht als schön zu empfinden oder wirklich als unansehnlich beurteilt zu werden, ist eine große Last. Als soziale Wesen sind wir doch alle vom Respekt unserer Mitmenschen abhängig, mit denen wir unser Leben verbringen. Gerade ungefestigte Menschen leiden sehr darunter, wenn sie in ihren Kreisen nicht „populär" sind, was besonders bei den jungen Leuten in Nordamerika extrem ausgeprägt ist. Der wirkliche oder vermeintliche Verlust der sozialen Akzeptanz raubt den Betroffenen viel von der Freude am Leben. Wie sehr das soziale Umfeld mitwirkt und mit betroffen sein kann, zeigt der das wahre Leben gut beobachtende, aber regelrecht anklagende Text des bekannten Chansons von **Charles Aznavour** (hier nur die ersten zwei Strophen):

Du lässt Dich geh'n

„Du bist so komisch anzusehen,
denkst du vielleicht, das find ich schön?
Wenn du mich gar nicht mehr verstehst
und mir nur auf die Nerven gehst.
Ich trinke schon die halbe Nacht
und hab mir dadurch Mut gemacht,
um dir heut endlich zu gesteh'n:
„Ich kann dich einfach nicht mehr seh'n!
Mit deiner schlampigen Figur
gehst du mir gegen die Natur."

Mir fällt bei dir nichts and'res ein,
als Tag und Nacht nur brav zu sein.
Seit Wochen leb ich neben dir
und fühle gar nichts neben mir.
Nur dein Geschwätz so leer und dumm –
ich habe Angst, das bringt mich um.
Ja, früher warst du lieb und schön.
Du lässt dich geh'n!
Du lässt dich geh'n!"

In seiner letzten Strophe wird das Chanson etwas verbindlicher, indem der Sänger regelrecht darum bettelt, dass das ob seiner angeblichen Nachlässigkeit gerügte Wesen (Ehefrau/

Lebensgefährtin/Lebensabschnittsgefährtin) doch wenigstens ein wenig netter zu ihm sein soll, um ihm das Zusammenleben erträglicher zu machen. Insgesamt ist das Lied durchzogen von dem schweren Vorwurf gegenüber dem übergewichtig und unansehnlich gewordenen Partner, dass dieser „selber Schuld" hätte.

Mit solchen ungerechten Vorhaltungen haben Übergewichtige seit jeher zu kämpfen. Ich komme später noch darauf zu sprechen, dass es falsch ist, von der Adipositas als einer Fett*sucht* zu sprechen. Nach dem Suchtschema wurden und werden auch heute noch die meisten Übergewichtigen sehr zu Unrecht als willensschwach gebrandmarkt. Der Gipfel der Gemeinheit wird erreicht, wenn einige Autoren doch tatsächlich verbreiten, dass es dem Weltenplan entspreche, dass jeder Mensch in diesem Leben die Krankheiten abkriege, die er sich im jetzigen oder einem früheren Leben verdient oder die er sich sogar innerlich herbeigesehnt habe.

Übergewicht ist auch der Hauptgrund für die zunehmende Multimorbidität im Alter. Nach groben Schätzungen sterben stark Übergewichtige durchschnittlich an die zehn Jahre zu früh – und hatten nicht einmal eine gute Zeit! Wo der Durchschnitt der verlorenen Jahre schon bei 10 Jahren liegt, wird es bei vielen Übergewichtigen so schlimm sein, dass sie gleich ihr halbes Leben verschenken!

Explodiert ist das Körpergewicht bei den Menschen in unserer Gesellschaft erst nach dem Ende des II. Weltkrieges. Ein anschauliches Beispiel dafür ist die eklatante Verwandlung des 1988 verstorbenen großen deutschen Schauspielers Gert Fröbe vom hageren „Otto Normalverbraucher" der ersten Nachkriegsjahre in den feisten „Goldfinger." Fröbe ist nicht der einzige Prominente, der körperlich „aus dem Leim" ging. Denken Sie nur an Ludwig Erhard, Reiner Calmund, Günter Strack, Otmar Fischer, Helmut Kohl, Stefan Mappus, Martin Bangemann,

Joschka Fischer, Claudia Roth, Siegmar Gabriel, Angela Merkel, Peter Altmaier, Dieter Krebs und Dieter Pfaff – abgesehen von den genannten Politikern durchweg besonders sympathische und glaubhafte Menschen.

Geradezu ernüchternd empfand ich meine Eindrücke vor ein paar Jahren in Mexico City, das ich zuvor nur einmal im Jahre 1975 kennengelernt hatte. Die großen Sehenswürdigkeiten, allen voran das phantastische Anthropologische Nationalmuseum, standen glücklicherweise alle noch. Der zugenommene Straßenverkehr dagegen erschlägt fast die aus allen Nähten platzende Stadt. Aber am schlimmsten nachteilig verändert hat sich die äußere Erscheinung der Menschen. Wo früher praktisch jeder Passant schlank und beweglich war, ist heute die Mehrzahl der Menschen einschließlich der jungen Leute sehr dick und unförmig. Man sieht aber auch alle ständig am Essen und Knabbern, selbst noch beim Spazierengehen! In den USA kommt zu der vollauf vergleichbaren Situation hinzu, dass es auffallend viele geradezu unvorstellbar stark übergewichtige Menschen gibt. Was anders kann denn der Grund sein für solche Veränderungen als eine veränderte Ess- und Lebensweise, die es ja nun wirklich gibt?!

Seit nunmehr drei Generationen, in denen die Zahl der Übergewichtigen immer weiter anstieg, bemühen sich in den von der westlichen Zivilisation geprägten Ländern Abermillionen Menschen ständig, wieder zu einem nachhaltig maßvollen Körpergewicht zurückzufinden, allerdings durchweg vergebens. Tausende von Experten suchen krampfhaft nach der Lösung des Problems, während ganze Industrien kräftig daran verdienen, dass bisher jede Lösung getrogen hat.

Und Sie sollen mir jetzt Ihre Aufmerksamkeit schenken, da ich verspreche, Ihnen den *einzigen* erfolgreichen Weg aus dem Dilemma aufzuzeigen? Allein die Information, dass ich auch zu denen gehörte, die im Lauf der Jahre immer „beleibter" geworden waren, und dass ich tatsächlich mein Übergewicht endgültig verloren habe, wird Ihre Skepsis gegenüber meiner Ankündigung nicht gleich vertreiben. Es genügt mir aber, wenn ich damit wenigstens Ihre Neugier wecken kann, ob ich nicht vielleicht doch den Dingen auf den Grund gekommen bin.

Mir war es nicht anders gegangen als den ungezählten Mitbetroffenen, die ihre äußere Erscheinung selbst nicht mehr leiden konnten. Ich war wie sie mit allen Versuchen, wieder schlank zu werden, kläglich gescheitert. Bei 187 cm Körperlänge wog ich stabile 107 kg, hatte einen mächtigen Bauch und war träge und gehfaul geworden.

Die weitere Geschichte ist schnell erzählt: Durch Zufall oder Fügung stieß ich, wie schon im Vorwort angesprochen, um die Jahrtausendwende auf Geschäftsreisen nach China auf ein Produkt aus der Traditionellen Chinesischen Medizin (TCM). Es trägt den Handelsnamen **KUIKE** ® und wird damit beworben, dass es abnehmen lasse. Also probierte ich es aus. Das Produkt besteht aus Kautabletten mit getrockneten pflanzlichen, vorwiegend rohen und weitgehend sehr fein gemahlenen Lebensmittelzutaten mit einem nicht geringen Anteil an Proteinen. Ohne dass die Pekinger Ärzte, die dieses Produkt 1985 entwickelt hatten, überhaupt wussten, welches die genauen durch seinen Verzehr ausgelösten biochemischen Wirkzusammenhänge sind, hat sich ihre Annahme, dass solche Nahrung abnehmen lasse, inzwischen allein in China viele hunderte Millionen Mal bestätigt. In China, wo die Menschen allerdings seit Jahrtausenden eine Esskultur haben, die streng auf die Einhaltung fester Mahlzeiten setzt, feiert KUIKE® große Erfolge als voll wirksames Abnehmmittel („„weight loss crisps"). Es ist ein von der kommunistischen Partei Chinas hochgelobtes und feierlich anerkanntes „Staatsprodukt". Interessanter Weise isst es der frühere Staatspräsidenten Jiang Zemin, ein persönlicher Freund der chinesischen Hersteller, schon seit den achtziger Jahren bis heute, obwohl er keine Gewichtsprobleme hatte oder hat. Seine Erklärung, dass er sich damit einfach „besser fühle", hat den Herstellern allerdings nie viel gesagt. Dass wir westlichen „Langnasen" mit unseren unvernünftigen Essgewohnheiten mit KUIKE® oder ähnlichen Produkten allein einfach nicht abnehmen können, werden Sie bald in Kenntnis des Systems der Essenspausen verstehen.

Es traf sich, dass ich aus Gründen der Einfachheit KUIKE® immer morgens auf leeren Magen zu mir nahm, was sich später als entscheidender Glücksfall herausstellte. Ich erlebte schon in den ersten Tagen der Nutzung von KUIKE® neben der deutlichen Reduzierung der Hungergefühle tagsüber eine sonst nie erfahrene durchgehende Wachheit und Konzentration und über Nacht einen auffallend erquickenden Schlaf. Obwohl ich zunächst nicht abnahm, war meine Neugier geweckt, die genauen Gründe für diese frappierenden psychischen Wirkungen zu erfahren.

In der Beschäftigung mit den gerade zu dieser Zeit in den „westlichen" Wissenschaften mächtig sprudelnden neuen Erkenntnissen aus der Endokrinologie (Hormonlehre) und der Hirnforschung stieß ich auf bemerkenswerte Wirkzusammenhänge zwischen den gastroenterologischen Vorgängen bei der Aufnahme und Verwertung der Nahrung und den mental-hormonellen Gegebenheiten. Eine Schlüsselfunktion nimmt dabei der auch Schlüsselhormon genannte **Botenstoff Serotonin** ein, der neben seiner Funktion als Wohlfühlhormon, Wach- und Schlafkontrollhormon, Stress- und Schmerzkontrollhormon und mehr auch die Funktion des **obersten Esskontrollhormons** hat. Ich entwickelte daraufhin in Anlehnung an den chinesischen Vorläufer mit der **Aminas® Vitalkost** eine bis dahin zumindest in unseren Breiten nie dagewesene neue Art von Nahrung und eine darauf abgestimmte neue Essweise, die den körpereigenen Aufbau dieses Botenstoffes anstößt.

Eine neue Art von Nahrung ist diese Kost zweifellos. Wer in aller Welt isst denn auch jemals rohes Pflanzenmehl – und das noch bewusst auf leeren Magen?! Nimmt man es ohne Flüssigkeit in den Mund, staubt es doch nur und verklebt den Mundraum. Da es frei von zugesetzten Geschmacksstoffen oder gar Geschmacksverstärkern ist, schmeckt es für sich genommen auch etwas fade. Es in Flüssigkeiten zu verrühren und die Mischung geschmackvoll zu machen, ist zwar keine große Tat. Aber solche seltsamen Anforderungen hat es bisher bei keiner Nahrung je gegeben!

Gebraucht wird eine Mischung aus getrockneter und gemahlener roher Pflanzenkost mit nicht zu geringen Proteinanteilen. Ich nenne sie eine **native Kost**, weil ihr Verzehr in wesentlichen Aspekten die natürliche Verwertung von Pflanzennahrung durch unsere evolutionären Vorläufer im Tierreich und auch heute noch aller Primaten bei Beginn jeder Essensphase nachbildet. Diese zerkauen ja wie gewohnt nach längeren Essenspausen ihre pflanzliche Nahrung mit ihren großen Mahlzähnen und ihrer hohen Beißkraft besonders gründlich und schlucken sie mit dem dabei reichlich entstandenen Speichel auf den in dieser Zeit zwangsläufig leeren Magen herunter. Wir Menschen, die nicht zu bewegen sind, so fleißig unsere Nahrung zu zerbeißen, erzielen denselben Effekt durch Trocknen und technisches Mahlen der frisch geernteten Ausgangsstoffe, die wir dann ohne Mühe in Flüssigkeiten verlöst (dispergiert) nüchtern zu uns nehmen können.

Obwohl ich mich von den Inhaltsstoffen des chinesischen Vorläufers ganz verabschiedet hatte, weil ich bald feststellte, dass es weniger auf die verwendeten Zutaten als auf ihre Vorbereitung und die Art und den Zeitpunkt ihres Verzehrs ankam, waren die mentalen Wirkungen bei „meinen" Mischungen gleich, wenn nicht noch deutlich ausgeprägter als bei KUIKE. Bei dem chinesischen Vorprodukt zeigt sich, dass sich natürlich auch die alternative Medizin, TCM oder welche immer, sich trotz praktischer Erfolge irren kann. Die Pekinger Ärzte, die KUIKE entwickelt hatten, hatten nämlich auf die Nutzung der Knolle einer in China sehr berühmten, geheimnisvollen Pflanze namens Maya-Taro oder Hexentaro gesetzt, die nur im Hochland von Sezuan in Höhe von über 3.500 m wächst. Hexentaro heißt die Frucht, weil sie ihre Knollen wie manche Pilze im Boden in einem Kreis ausbreitet. Diese Gemüseknollen werden traditionell in China als Sättigungsbeilage den Menschen gegeben, die abnehmen sollen. Seit einigen Jahren gibt es diese Knolle auch in Europa, wo sie den Namen Konjak-Knolle erhalten hat. Hier und in Japan wurde dieses Lebensmittel inzwischen genauer analysiert. Es enthält – wie u.a. auch die aus Kanada stammende Wurzelknolle der Topinambur – an Stelle von im Dünndarm abbaubaren Stärken **Inuline**, die erst im Dickdarm den dortigen Bakterien als Nahrung dienen. Wie ich zuverlässig feststellte, braucht die native Kost für alle ihre Wirkungen aber keine Inuline, weder aus Konjak noch aus Topinambur.

Kein Zweifel: Ich hatte entdeckt, wie wir mit dem nüchternen Konsum fein gemahlener, getrockneter roher Pflanzenkost, also nativer Kost, problemlos den körpereigenen Aufbau des Esskontrollhormons Serotonin anstoßen können. Weil dabei der Dreh- und Angelpunkt die Nutzung von **Aminosäuren** im Körper ist, fand ich für diese Naturgesetzlichkeit den Phantasienamen **Aminas-Prinzip**. Aus dem TCM-Produkt KUIKE® hatte ich mit der Entdeckung der Wirkzusammenhänge beim Aufbau des Botenstoffes Serotonin ein allgemeines **Lebensmittelprodukt** gemacht. Nicht alles, was Wirkungen auf den Körper hat, ist ja eine Medizin, selbst wenn **Hippokrates** schon meinte, unsere Lebensmittel sollten unsere Medizin sein und umgekehrt. Lebensmittel, die die gewaltige Aufgabe erfüllen, uns mit ihren vielfältigen Inhaltsstoffen in all unseren komplexen Systemen gut zu versorgen, beugen natürlich der Entstehung von Krankheiten vor und verbessern im Krankheitsfalle die Basis für die Genesung. Eine Medizin dagegen setzt auf besondere Wirkstoffe, die spezifische Wirkungen im Sinne von Linderung und Besserung erzeugen. Hippokrates hat aber Recht, dass der Therapeut nicht nur die Medizin kennen und einsetzen soll. Wenn er sieht, dass die Versorgung unzureichend ist – und da jeder weiß, dass schlechte Versorgung gesundheitliche Schäden herbeiführt –, muss der Therapeut auch auf diesem Sektor beraten.

Dass der Botenstoff Serotonin vielen Menschen gerade in unseren Breiten oft fehlt und dass damit die Ausgangssituation für die Auslösung vieler mentaler Störungen von Depression und Migräne bis zum Burnout und mehr geschaffen ist, war unter den Experten schon lange bekannt, bevor ich mich dem Thema näherte. Die Medizin nutzte bereits zunehmend die sog. **Serotoninwiederaufnahmehemmer** (SSRI, selective serotonin reuptake inhibitors) und sog. MAO-Hemmer. Diese werden eingesetzt, um den durch Serotoninmangel (mit) verursachten psychischen Störungen symptomatisch entgegenzuwirken.

Ich hoffte damals, dass die Begrenzung des Hungergefühls durch native Kost mir langfristig endlich von meinem Übergewicht herunterhelfen könnte. Warum sollte bei mir nicht helfen, was bei den Chinesen ganz offensichtlich wirkte? Aber auch nach mehreren Jahren regelmäßiger Nutzung nativer Kost tat sich da nichts. Von den besonderen Bedingungen des Abbaus von Körperfett und dem besonderen Wert der Einhaltung von Essenspausen wusste ich noch nichts. Wie alle Welt hielt ich irgendwie noch daran fest, dass wir nur weniger essen müssten, um abnehmen zu können, obwohl doch längst klar war, dass es so nicht ging. Ich versuchte dennoch im Lauf der Jahre viele Diäten. Mit der mir besonders gut durchdacht erscheinenden „Brigitte Diät" kam ich einmalig herunter auf 77,5 kg, konnte aber den Erfolg nicht lange konservieren.

Schließlich wurde ich erneut auf eine seltsam zielführende Weise durch äußere Umstände auf den Schlüssel zur Lösung des Problems gestoßen. Ich erfuhr am eigenen Leibe, dass nicht die Menge der aufgenommenen Speisen und ihr Kaloriengehalt über Anstieg und Abbau des Körperfetts entscheiden, sondern die Reduzierung der Zahl der Mahlzeiten, oder anders gesagt: *die Einhaltung von ausreichenden Essenspausen zwischen den Mahlzeiten.*

Schlimmen Hunger kannte ich damals schon lange nicht mehr, weil ich zum einen regelmäßig die den Hunger natürlich begrenzende native Kost (Aminas® Vitalkost) aß. Aber wie seit eh und je ließ ich damals auch keine sich mir bietende Gelegenheit zum Essen aus. Ich aß auch unkontrolliert, tagsüber „zwischendurch" und abends „hinterher" (nach dem Abendessen).

Die Erkenntnis, dass es die Einhaltung von Essenspausen und nicht die Kalorienreduzierung ist, die abnehmen lässt, wurde mir durch äußere Umstände regelrecht aufgedrängt. Ich wurde nämlich mehr oder weniger gezwungen, monatelang meine gesamte tägliche Nahrungsaufnahme auf möglichst wenige Essensgelegenheiten zu verteilen. Meine schon von der Anlage her schrecklich verkorksten parodontösen Zähne mussten nämlich nach Auskunft der Zahnärzte sämtlich gezogen werden, um dritten Zähnen auf Prothesen Platz zu machen. Bevor die Prothesen aber endgültig auf Implantaten fixiert waren, war jedes Essen eine große Qual. Immer wieder schoben sich Essensbröckchen unter die losen Prothesen und drückten bei jedem Zubeißen schmerzhaft auf den Gaumen. Ich musste immer wieder vom Essen aufstehen, um mir den Mundraum auszuspülen und die Prothesen abzuspülen. Mit Haftcremes kam ich nicht gut zurecht. So kam ich darauf, einfach seltener zu essen und absolut nichts zwischen den Mahlzeiten. Zum Frühstück begnügte ich mich mit einem Esslöffel in Flüssigkeit verlöster nativer Kost.

Mittags aß ich gut, wählte die Speisen aber so aus, dass ich sie auf dem Teller zu so kleinen Bröckchen zerschneiden konnte, die ich alsbald schlucken konnte. Abends aß ich zum Ausgleich sehr ausgiebig und holte alles nach, was ich mir tagsüber verkniffen hatte. Ich hatte nicht den Eindruck, dass ich unter dem Strich weniger gegessen hatte als früher. Sechs Monate danach war mein Gewicht zu meiner eigenen Überraschung runter auf 78 kg – und der dicke Bauch war weg.

Von Neugier getrieben ging ich den möglichen Gründen für eine solch erstaunliche Reduzierung des Körpergewichts in der wissenschaftlichen Literatur nach. Ich stellte fest, dass von einigen Autoren bereits alles Wichtige über den Wert der Einhaltung von Essenspausen gesagt war, wenn es auch nirgendwo richtig in einen ganzheitlichen Zusammenhang gestellt wurde. Stattdessen waren und sind bis heute selbst die besten und klarsten Lösungswege besetzt mit nicht stimmigen Details und überflüssigen Vorschlägen und Regeln. Was aber allen bisherigen Methoden fehlt, ist die Anleitung, wie die inneren Antriebe zum unkontrollierten Essen, insbesondere der übermächtige Hunger, zu besänftigen sind. Bis zu meiner Erforschung und Bekanntmachung der Wege zum körpereigenen zentralnervösen Aufbau des Esskontrollhormons Serotonin gab es in unseren Breiten allerdings absolut keinen einzigen bekannten, geeigneten Weg, auf den die Autoren hätten verweisen können. Einzige Möglichkeiten bot die Medizin mit diversen Appetitzüglern, insbesondere mit den genannten Serotoninwiederaufnahmehemmern. Solche Drogen kann man aber wegen der schweren Nebenwirkungen auf keinen Fall auf Dauer einsetzen. Dazu später mehr.

Mir wurde klar, dass ich mit der Kombination der Einhaltung von Essenspausen und der Aktivierung der Esskontrolle durch den körpereigenen Aufbau von Serotonin den einzigen gangbaren Weg zur effektiven Gewichtskontrolle gefunden hatte. Zudem ist es wirklich leicht zu begreifen, wie das System funktioniert. Der Name des Systems ist ja schon fast das ganze Programm. Es geht allein darum, dass Essenspausen eingehalten werden. Zusätzlich muss man nur auf natürliche Weise die inneren Antriebe zum Essen, allen voran den Hunger, besänftigen. Gerade weil dieses System der Essenpausen so einfach ist und ohne komplizierte Regeln auskommt, ließ ich mich in meinen Überlegungen, wie daraus ein praktisches Programm der effektiven und nachhaltigen Gewichtskontrolle abgeleitet werden konnte, bewusst vom Motto leiten:

„Jede Regel zu viel ist eine falsche Regel!"

Wie bei mir funktioniert das System der Essenspausen perfekt auch schon bei einer ganzen Reihe von Menschen, die ich inzwischen überzeugen konnte, es mir nachzumachen. Ist der Hunger durch regelmäßigen Aufbau des Esskontrollhormons Serotonin kein Problem mehr, verabschiedet sich mit der Einhaltung der Essenspausen langsam, aber sicher alles Übergewicht, ohne dass es weiterer Maßnahmen bedürfte. Bleibt man bei der Einhaltung der Essenspausen, bleibt das Gewicht auch am Boden.

Neben dem Hunger als Störenfried für die Umsetzung des richtigen Essverhaltens gibt es noch die häufige Störung durch lange geübte schlechte Essgewohnheiten, zu deren Aufgabe man sich bewusst entschließen muss. Das schafft aber jeder Mensch ohne große Anstrengung. Zu diesen Fragen und zu dem zwar selteneren – aber viel gefährlicheren – Essen aus Frust und der zwanghaften Suche nach Lebensfreude durch übertriebenes Essen komme ich noch eingehend zu sprechen.

I. Das ganzheitliche System der Essenspausen

1. Ganzheitlicher Ausgangspunkt und ganzheitliche Lösung

Es gibt Menschen, die bestimmte Phänomene so gründlich durchdacht und ihren Wert so tief verinnerlicht haben, dass sie ihr Leben lang immer wieder überzeugende Bestätigungen ihrer Richtigkeit erfahren. So ein Mensch war auf meiner Schule der Deutschlehrer Dr. Wagner, dessen Lieblingsthema war, dass Probleme nur in Kenntnis *aller* ihrer wesentlichen Aspekte richtig gelöst werden können. Damals, noch weit vor dem Aufkommen der aggressiven sozialen Netzwerke im Internet, wie Facebook, wer-kennt-wen, Jappy, Twitter, XING, Google+, Linkedin, SchülerVZ und StudiVZ, gab es noch die Sitte, dass die Schüler von allen Menschen ihres sozialen Umfeldes einen Eintrag in ihr Poesiealbum erbaten. Üblich war ein Sinnspruch oder ein beziehungsvolles Gedicht. Dr. Wagner gab allen Schülern nur zwei Worte mit, die aber sehr viel mehr sagen als jeder lange Sermon. Dies ist ein weiteres Motto, unter das ich das System der Essenspausen stelle:

„Nichts halb."

Diese Erkenntnis der Notwendigkeit, Probleme ganzheitlich anzugehen, ist nicht zwangsläufig mit der philosophischen Ganzheitslehre des **Holismus** verbunden. Der Holismus, wie man

ihn bei **Aristoteles** („Das Ganze ist mehr als die Summe seiner Teile"), **Hegel** und **Leibniz** findet, ist der interessante, aber
keinesfalls zwingende Versuch einer umfassenden spirituellen
Welterklärung. Mir genügt hier die Klarstellung, dass wir zu
ihrem möglichst vollen Verständnis die Dinge des Lebens nicht
nur in einzelnen Aspekten betrachten und beurteilen dürfen.
Damit unterstelle ich indessen in philosophischer Sicht, dass
die Welt auch ohne mich einfach da ist und nicht erst durch die
Kraft meiner Vorstellung entsteht. Eines tieferen Eintauchens
in die Philosophie, etwa die **Phänomenologie** von **Husserl** oder
des egozentrischen **Idealismus** von **Fichte**, bedarf es an dieser Stelle gewiss nicht, zumal auch diese Erklärungsversuche
alles andere als zwingend sind. Was überhaupt ist denn schon
wirklich absolut gesehen „richtig"? Im Zweifel müssen wir mit
der Ungewissheit leben, ob wir „die letzten Dinge" je erfassen
oder erahnen können und ob mit dem Tod nicht entsprechend
allem äußeren Anschein wirklich alles vorbei ist. Das soll uns
aber nicht davon abhalten, dasjenige, was uns erkennbar ist,
sorgfältig zu beobachten und zu verstehen, auch um daraus
Hilfen für unser Leben ableiten zu können.

Ein weiteres gutes Wort, das mich mein Leben lang begleitet
hat und auch hier eine große Bedeutung hat, ist der Satz:

„Gute Frage ist halbe Antwort."

Diese Erkenntnis hat sogar Eingang in die Kommentare zum
deutschen Patentrecht gefunden, wo es heißt, dass die richtige Fragestellung meist schon den halben Neuheitswert einer
schutzfähigen Erfindung ausmacht.

In meiner rechtswissenschaftlichen Ausbildung habe ich lernen
müssen, dass es auch in der Jurisprudenz vor allem darum geht,

nicht Stückwerk zu leisten, sondern immer die ganzen Probleme mit allen ihren Aspekten zu sehen und zu beurteilen. Mein Referendararbeitsgemeinschaftsleiter im Strafrecht, der Leitende Oberstaatsanwalt **Wigge** aus Hagen, hatte da auch „seinen" Spruch, mit dem wir hitzköpfige Referendare allerdings damals nichts anzufangen wussten:

„Ein Juristenhirn denkt langsam, aber sicher."

Deutlich zeigt sich die Notwendigkeit ganzheitlichen Denkens in der allgemein üblichen juristischen Methode der Erkenntnisgewinnung, der sog. **Subsumtion** eines Sachverhalts unter einen gesetzlichen Tatbestand. Dies ist der Kern der Arbeit aller Rechtsanwender. Erst wenn in der Realität alle gesetzlichen Voraussetzungen einer Norm erfüllt sind, tritt die vom Gesetz vorgesehene Rechtsfolge ein. Fehlt beispielsweise nur eine einzige von vielen Tatbestandsvoraussetzungen für das Vorliegen einer Straftat, ist die Täterschaft nicht gewiss und der Verdächtige „in dubio pro reo" (im Zweifel für den Angeklagten) freizusprechen. Raum für dusselige statistische Spielchen, zu wie viel Prozent denn der Beschuldigte Täter sei, gibt es da nicht. Ich wundere mich immer über die ungezählten veröffentlichten Studien in den vermeintlich exakten Naturwissenschaften, die genau so vorgehen. Was ist denn das auch für eine Aussage, dass z.B. die orale Zufuhr eines bestimmten Stoffes, etwa Salbei, in 20 % aller Fälle zu einem verminderten Auftreten von Husten führt? Bei solchen Erhebungen bleibt die Fülle der weiteren maßgebenden Kriterien für das Auftreten von Husten, nach denen im Einzelfall alles ganz anders aussehen kann, außen vor. „Häppchenwissen", das man so sammelt, führt nicht weit.

Was das System der Essenspausen anbelangt, ist mit der ganzheitlichen Ermittlung aller relevanten Bedingungen für die Gewichtskontrolle Folgendes gesichert: Mit der Einhaltung der Essenspausen und der Behebung mental-hormonell bedingter Hungergefühle und der Verarbeitung selbst der etwaigen psychischen Hemmnisse für die Einhaltung der Essenspausen sind wirklich *alle* entscheidenden Faktoren für die Lösung des Problems berücksichtigt. Sollte jemand noch weitere Vorbedingungen entdecken, müssten diese im Interesse der ganzheitlichen Lösung natürlich alsbald in die Rechnung mit einbezogen werden. Ich habe aber den Eindruck, dass da nichts Neues mehr kommt. Wo im Ergebnis keine relevanten Fragen offen bleiben, ist mit dem System der Essenspausen nicht nur *ein* sicherer Weg zur nachhaltigen Esskontrolle eröffnet, sondern zugleich der *einzig* mögliche.

Gewiss „führen viele Wege nach Rom". Das heißt aber nicht, dass es keine unverzichtbaren Momente gibt, ohne die wir nirgendwohin gelangen. Dazu gehören die Gesetzmäßigkeiten des Auf- und Abbaus von Körperfett.

2. Natürlicher Abbau von Körperfett in den Essenspausen

Die Ansammlung von Übergewicht ist allein eine Sache der übermäßigen Zunahme von Körperfett. Dass manche Menschen schwerere Knochen als andere hätten, ist ein Märchen. Selbst große Menschen haben, wie gemessen, nie mehr als 9 kg Knochenmasse. Muskeln sind viel schwerer als Fett, weil sie zu 70 % aus Wasser bestehen. *„Fett schwimmt oben"*, weiß jeder. Fett ist eben leichter. Wer über sehr viel Muskelmasse verfügt, ist daher nicht zwingend übergewichtig. Denken Sie nur an die beiden Boxweltmeister **Vitali und Wladimir Klitschko**. Vitali, der bei seinem letzten Kampf bei 2,02 m Größe ein Körpergewicht von 112 kg und damit eine Relation von Körpergewicht zu Körpergröße (kg/m²) einen **Body Mass Index (BMI)** von 27,45 hatte, ist daher auf dem Papier deutlich übergewichtig. Wladimir, der ein paar Zentimeter kleiner ist, brachte beim letzten Kampf gar erstmals 113 kg Körpergewicht auf die Waage. Dabei haben beide offensichtlich nicht ein Gramm Fett zu viel am Leib. Kluge Experten ermitteln daher heute statt des BMI oder daneben den Fettanteil im Körper, oder sie orientieren sich mehr am Bauchumfang.

Bei mancher „mächtigen Erscheinung" eines Menschen sind die Muskeln selbst stark von Fett durchzogen. Schwindet das Fett, sehen die Muskeln nur noch halb so eindrucksvoll aus. Besonders bei Männern findet man daher, dass sie sich durch ihr großes Gewicht und kräftig aussehende dicke Arme und Beine so sehr als starke Typen empfinden, dass sie eine deutliche Gewichtsabnahme wie einen Identitätsverlust empfinden. Es kommt auf den Einzelfall an, ob man sie überhaupt bekehren sollte, aus Gesundheitsgründen stark abzunehmen. Die allermeisten übergewichtigen Menschen wünschen aber einen Wandel in ihrer Erscheinung. Ihr Ziel ist es, Übergewicht durch Verringerung des Fettanteils des Körpers zu senken, ohne Muskelkraft zu verlieren. Man will ja nicht einfach nur weniger Gewicht auf die Waage bringen, sondern will, dass die mächtigen Fettpolster verschwinden. Mit der Beibehaltung der Fettrollen bei Verschmächtigung der Muskeln ist keinem gedient. Es ist daher als eine oberste Erkenntnis festzuhalten:

Weniger Kalorien aufzunehmen oder viele Kalorien zu verbrennen, beseitigt nicht automatisch überschüssiges Körperfett.

Der einzige richtige Ansatz für die Frage des Fettaufbaus und Fettabbaus liegt beim Füllungszustand der Fettzellen selbst. Die

Fettzellen werden an ihren Rezeptoren durch Hormone geöffnet und geschlossen. Dabei spielt das Hormon **Insulin** aus der Bauchspeicheldrüse die entscheidende Rolle, weswegen es auch bildhaft das **„Dickmacherhormon"** genannt wird. Gelockt wird es vor allem durch Kohlenhydrate, also Zuckerstoffe, die als Bestandteile unserer Nahrung nach der Verstoffwechslung im Dünndarm in die Blutbahn kommen. Insulin, wegen dieser Aufgabe auch als Transporthormon bezeichnet, befördert die Energieträger, voran die Kohlenhydrate, in die Mitochondrien, die Verbrennungskammern unserer Körperzellen, in denen wir unsere Körperenergie, den chemischen Brennstoff **Adenosintriphosphat (ATP)** aufbauen. Zugleich verschließt Insulin hermetisch die Fettzellen, selbst wenn sie mit Fetten schon mehr als prall gefüllt sind. Kommen über die Nahrung zugleich mit den Kohlenhydraten Fette in die Blutbahn, öffnet Insulin an bestimmten Stellen kurzfristig Eingänge in die Fettzellen, allerdings nur, um noch mehr Fett hineinzupressen. Insulin zieht sich aus dem Blutstrom aber sofort zurück, wenn die Menge an Kohlenhydraten einen bestimmten Grad unterschreitet.

Daraus erhellt eine zweite wichtige Erkenntnis:

Solange das „Dickmacherhormon" Insulin durch eine gewisse Menge an Kohlenhydraten auf den Plan gerufen ist, ist jeder Fettabbau unterbunden. Dann gibt es nur noch die Einbahnstraße in Richtung Fettaufbau.

Die Frage ist, ob im Gegenschluss automatisch Fett aus den Fettzellen herausgelassen wird, wenn Insulin nicht mehr präsent ist. Zwar gelingt das nur durch den Einsatz von fettabbauenden Hormonen. Da diese aber nicht extra eingeladen werden müssen, sondern sich ganz von selbst aufbauen und ans Werk gehen, sobald Insulin sich zurückgezogen hat, geht der Fettabbau in dieser Phase tatsächlich automatisch vonstatten. Diese Hormone, namentlich das sich nächtlich nach Rückzug von Insulin von selbst bildende **Wachstumshormon Somatotropin** (human growth hormone/HGH) und das in Abwesenheit von Insulin täglich immer wieder im Blutstrom ankommende **Stresshormon Adrenalin** müssen natürlich aus Aminosäuren, Vitaminen, Enzymen, Mineralstoffen und mehr erst aufgebaut werden. Das gelingt nicht, wenn es an ihren Bausteinen fehlt. Da gibt es aber praktisch selbst bei nicht immer ganz so guter Ernährung kaum jemals einen Mangel. Das versteht man leicht, wenn man, worauf ich gleich eingehen werde, berücksichtigt, dass unser Körper all die benötigten Baustoffe über längere Zeiträume speichert. Die fettabbauenden Hormone öffnen die Fettzellen an dafür vorgesehenen Rezeptoren und lassen Fette auslaufen, die dann entweder nach Umwandlung in Glukose in der Leber ihrerseits zur Produktion von ATP in die Mitochondrien geschafft oder gleich aus dem Körper ausgeschleust werden.

Die dritte wichtige Erkenntnis im System der Essenspausen lautet daher:

Wenn sich mit dem Rückgang von Kohlenhydraten im Blutstrom Insulin zurückzieht, stellt der Körper von sich aus die Hormone bereit, die alsdann Fettzellen öffnen, damit auslaufende Fette in die Verbrennungskammern der Körperzellen geschafft und in unsere Bewegungsenergie ATP umgewandelt werden.

Aus beiden genannten klaren Erkenntnissen ergibt sich zweifelsfrei die Schlussfolgerung, dass wir zur Ingangsetzung des Fettabbaus im Körper nur eines beachten müssen, nämlich nach jeder Nahrungsaufnahme so lange nichts zu essen, bis die letzte Mahlzeit verstoffwechselt und ihre Kohlenhydrate im Körper verteilt bzw. verbraucht sind. In der diesem Zustand nachfolgenden Phase, die erst nach neuem Essensbeginn mit dem Auftreten neuer Kohlenhydrate im Dünndarm endet, geht es den Fettzellen an die Substanz. Klar ist, dass es von Vorteil ist, wenn diese Fettabbauphase nicht allzu kurz ist.

Zusammenfassend ist zu den Fragen des Auf- und Abbaus von Körperfett festzuhalten:

Die Einhaltung von Essenspausen ist der einzige Weg, um zum Abbau von Körperfett und damit zur Beseitigung von Übergewicht zu kommen.

Ich bin beileibe nicht der Erste, der zur Einhaltung von Essenspausen rät. Nur zu den angesagten Zeiten zu essen, war ein wichtiges Anliegen des früheren Fernsehkochs **Max Inzinger**, der in den 70er Jahren in seiner Sendung in der „Drehscheibe" des Zweiten Deutschen Fernsehens (ZDF) und in Publikationen großen Wert darauf legte, dass man generell nicht zwischen den Mahlzeiten isst.

Auch haben hervorragende Ernährungslehrer in der Vergangenheit wiederholt auf die Vorteile des Verzichts auf Zwischenmahlzeiten hingewiesen. Sie wurden aber nicht gehört, weil sie damals noch nicht auf die erst heute bekannten Gesetzmäßigkeiten beim Auf- und Abbau des Körperfetts und der hormonellen Esskontrolle verweisen konnten.

Der berühmte österreichische Kurarzt **Dr. med. Franz Xaver Mayr** ist ein Vorreiter im Wissen, dass die Art und Weise der Nahrungsaufnahme oft mehr Bedeutung hat als die Inhaltsstoffe unserer Lebensmittel. Er sagte zur Einhaltung der Essenspausen und zum Verbleib der Speisen im Magen („Darmträgheit und ihre radikale Behandlung", 1986, S.221):

„Wir essen zu oft, d.h., wir essen schon wieder, ehe der Magen mit der vorigen Mahlzeit fertig geworden ist und sich für eine neue Arbeit erholt hat. Es ist daher unrationell, eine Zwischen-

mahlzeit zu nehmen. Um mit einem bei uns üblichen Frühstück fertig zu werden, braucht der Magen 4 – 5 Stunden... Durch das zu häufige Essen wird die Menge der Nahrung, die für die Ernährung verlorengeht, weiter vermehrt, natürlich auch die üble Wirkung auf den Gesundheitszustand."

Der große Naturheilkundler **Dr. med. A. Rosendorff** schrieb in „Neue Erkenntnisse der Naturheilbehandlung", 1954, S. 58:

„Der Patient darf nie mehr als dreimal täglich essen, und die Pausen zwischen den Mahlzeiten dürfen nie kürzer sein als fünf Stunden. Längere Pausen schaden nicht. Das Abendessen soll nicht später als zweieinhalb Stunden vor dem Schlafengehen eingenommen werden. Bei Menschen, welche öfter als dreimal am Tage essen, hat der Magen niemals Zeit, kräftigen Magensaft zu bilden, dessen Bereitung auch mindestens zweieinhalb Stunden dauert.

Ich nehme keinen Patienten in Behandlung, welcher dieser Grundforderung nicht entspricht. Dafür aber sind die Patienten, welche dieses Gebot befolgen, erstaunt über die schnelle Änderung ihres Gesamtbefindens."

Rosendorffs Annahme, dass die Bereitung der Magensäfte 2 ½ Stunden benötige, stimmt für den Regelfall nicht. Es wird gewiss Zustände geben, wie etwa die heillose Überfüllung des Magens durch zu große Mahlzeiten, in denen das zutrifft. Mayrs Annahme, dass der Durchlauf eines bei uns üblichen Frühstücks 4 – 5 Stunden brauche, ist richtig nur bei üppigem Frühstück amerikanischen Stils mit Ei, Speck und Würsten, kann aber nicht für das fett- und eiweißarme kontinentale Frühstück gelten. Darauf kommt es hier aber auch nicht an.

3. Hunger stört die Einhaltung von Essenspausen

In der englisch-amerikanischen Popszene tauchten von den 60ern bis zu den 80er Jahren immer neue Songs zum Text auf:

„It's easier said than done".

In diesen Worten steckt eine Weisheit, die uns allen bekannt ist. Im Deutschen haben wir den gleichbedeutenden Spruch, dass etwas „leichter gesagt (ist) als getan." Erst heute ist durch umfangreiche Forschungen zwingend belegt, dass es uns nach unserer inneren Verfassung immer wieder schwerfällt, das auch zu tun, was wir tief innerlich, wenn auch verdeckt, als richtig empfinden oder was uns sogar vollauf als richtig bewusst ist. Wir handeln dagegen, weil es uns von innen heraus dazu drängt. Man kann davon reden, dass wir uns damit selbst sabotieren. Dass wir von außen zu unvernünftigem Verhalten verleitet werden können, wissen wir. Filmfans haben für die Methoden der verfremdenden Täuschung der Zuschauer das hässliche Wort „**Mindfuck**" gefunden, das in der Coaching-Szene von der Autorin **Bock** auch für die eigene innere Fehllenkung verwendet wird.

Früher galt es als verpönt, auch nur darüber nachzudenken, dass es mit der Rationalität unseres Denkens und Handelns nicht immer so weit her ist. Dass es überhaupt das unbewusste Ich im Sinne **Siegmund Freuds** gab, wollte man partout nicht glauben. Heute wissen wir, dass 99 Prozent unserer Hirnaktivität auch bei voller Wachheit im Unterbewussten stattfindet! Immerhin haben wir die Möglichkeit, gezielt Vorgänge, die in uns ablaufen, ins Bewusstsein aufsteigen zu lassen, und haben die Möglichkeit, gezielt tief im Innern eine rationale und auch eine emotionale Kontrolle zu etablieren. Ein beliebter Weg beim Coaching, aber auch bei den Wegen der Selbstbeeinflussung durch Meditation und Yoga, ist die Einübung „**positiven Denkens.**" Jeder weiß, dass schlechte Gedanken allein Stress erzeugen. Ohne Zweifel werden dabei Stresshormone ausgeschüttet. Ganz sicher hat die Freimachung schlechter Gedanken und die Hinwendung zu positiven Gedankeninhalten den gegenteiligen hormonellen Effekt, also die Verminderung der Ausschüttung von Stresshormonen und ihren Abbau durch die Ausschüttung des Anti-Stress-Hormons Serotonin.

Ganz anders ist die Lage bei Hormonen, die uns ohne unser Dazutun zu bestimmten Verhaltensweisen regelrecht zwingen. Wie schon im Vorwort gesagt, gibt es im vorliegenden Zusammenhang dieses eine Phänomen, das es uns enorm schwer macht, die für die Beseitigung des Übergewichts unerlässlich einzuhaltenden Essenspausen einzuhalten: Es ist **der nackte Hunger.** Wie kann ich denn auch mehrere Stunden ohne Essen auskommen, wenn mich der Hunger mit Macht zum Essen treibt?! Was ist denn schlimmer, den Vorsatz zu brechen, eine Essenspause einzuhalten, oder sich vom Hunger quälen zu lassen? Da gewinnt am Ende doch der Hunger.

Das Hungergefühl ist eine uns von der Natur mitgegebene innere Urgewalt, die sichert, dass wir uns um unsere Ernährung kümmern, um nicht an Nahrungsmangel einzugehen, also zu verhungern. In der Logik der Evolution spielt der Hunger für die Erhaltung der Arten eine fundamentale Rolle. Das ist allgemein bekannt. Was wir aber erst realisieren müssen, ist, dass die Kontrolle des Hungers ohne unser Dazutun durch Hormone erfolgt, und zwar in letzter Instanz durch das **Esskontrollhormon Serotonin.** Beides greift ineinander. Ohne Hungergefühle ist nicht sicher, dass Wesen sich auf Nahrungssuche begeben und auch Nahrung aufnehmen. Lebewesen, die lange nichts essen, werden kraftlos und bewegen sich zu wenig. Wie ich zeigen werde, wird im Gehirn der Botenstoff Serotonin nur auf ganz bestimmten Wegen aufgebaut. Einer davon ist eine spezifische Nahrungsaufnahme, der andere eine ausdauernde Körperarbeit. Wird nicht mehr gegessen und fehlt auch die entsprechende Bewegung, entsteht ein Mangel am Esskontrollhormon Serotonin, der mit dem Aufkommen des **Hungerhormons Ghrelin** automatisch Hungergefühle entstehen lässt. Diese Gefühle werden fortschreitend so stark, dass die Lebewesen noch die letzten Energiereserven locker machen, sich unermüdlich auf die Suche nach Nahrung begeben und dann auch tatsächlich wieder essen. Da damit zumindest bei ausreichender Bewegung und/ oder richtiger Essweise auch wieder der Botenstoff Serotonin aufgebaut wird, schließt sich der Kreislauf. Ghrelin wird unterdrückt. Der Hunger wird gedämpft. Auf diese komplizierte Weise sichert die Natur, dass kein Lebewesen verhungert oder sich wegen Hungers überfrisst.

Menschen, die ihren zentralnervösen Serotoninaufbau nicht im Griff haben, Hunger verspüren, sich aber nicht ausreichend bewegen und auch nicht so essen, dass sich das Esskontrollhormon Serotonin bilden kann, werden ihren Hunger nicht los. Wenn sie falsch, d.h. besonders zur Unzeit, essen, erleben sie zwar wegen der Aktivierung des **Sättigungshormons Cholezystokinin** kurzzeitig ein zufrieden machendes Sättigungsgefühl. Weil der Hunger dadurch aber nur kurz verdeckt wird, übernimmt er bald wieder das Regime und erzwingt neues Essen. Cholezystokinin bewirkt eben nur eine zeitlich begrenzte Herstellung des Sattheitsgefühls und kann auch nur innerhalb dieser kurzen Zeit das Hungerhormon Ghrelin in Schach halten. Nur wenn die Ausschüttung des Esskontrollhormons Serotonin ausreichend erfolgt, verliert Ghrelin seine Wirkung ganz und das Hungergefühl bleibt lange weg.

An dem Schwachpunkt des übermächtigen Hungers setzt in der heutigen Zeit eine **Werbung für Zwischenmahlzeiten** an, die nach maßvollen Anfängen heute völlig ausgeufert ist. Die trickreichen Werbemanager der Lebensmittelkonzerne wissen sehr wohl, wie sehr sie die Masse der Konsumenten mit der Bedienung des „kleinen Hungers zwischendurch" im Griff haben. Nehmen Sie nur die künstlich augenzwinkernd auftretende Werbung für den klebrig-süßen Schokoriegel „**Snickers®**":

„Du wirst zur Diva, wenn Du hungrig bist."

So heißt es im Werbespot, in dem das aus der Seifenoper „Denver-Clan" bekannte frivole „Denver-Biest" auftritt, verkörpert durch die Schauspielerin **Joan Collins**. Die nachfolgende „Moral von der Geschicht" dieser Werbung lautet dann:

„Du bist nicht Du, wenn Du hungrig bist."

Als Verbraucher unterliegen wir ständig solchen Angriffen der Lebensmittelhersteller, die uns vormachen, dass wir ihre Produkte ohne Gefahr für unsere Gesundheit jederzeit essen können. Ganz zu Recht hat die Verbraucherschutzvereinigung „**Foodwatch**" die mit Fett und Zucker überladene **Milch-Schnitte®** von **Ferrero®** mit dem „Goldenen Windbeutel" prämiiert. In dieselbe Reihe gehört vom selben Hersteller weitere „Quengelware" wie die **Kinder Schokolade®**, **Happy-Hippo ®**, **Kinder Bueno®** und schließlich **Kinder Pingui®**:

„So viel Genuss darf sein!"

Die Gefährlichkeit ist allerdings nicht erst durch die falsche Gesundheitswerbung gegeben. Süße Pralinen, Bonbons und Kekse, **Gummibärchen®** von **Haribo®**, Lakritz, „Teilchen", Kuchen und Torten vom Bäcker und Konditor sind vorwiegend für die Befriedigung des Essdrangs zwischen den geregelten

Mahlzeiten geschaffen. Um die Süßigkeit **Balisto®** zu verkaufen, macht der Hersteller dem Kunden sogar klar, dass er mit dem Verzehr dieses zuckersüßen Riegels angeblich nur tut, was die Natur von ihm erwartet:

„Natürlich nasche ich!"

Ebenso trickreich wird die süße Milch-Haselnuss-Schnitte **„Knoppers, das Frühstückchen®"** beworben:

„Das ist wie so'n Weckruf zwischendurch! "

Ein Weckruf ruft zur Ordnung. Solche Zwischenmahlzeiten sind aber einfach nicht in Ordnung!

Kinder waren schon immer leicht dazu zu verführen, außer der Reihe, also zwischen den Mahlzeiten zu essen, entweder als „Topfkieker" in der Küche schon während der Zubereitung der Speisen was abzubekommen oder vor dem Essen Süßigkeiten zu „schnuckern." Ich habe noch die Warnungen meiner Eltern in den Ohren:

„Junge, verdirb dir nicht den Appetit beim Essen!"

Die Alten wussten, dass es wichtig war, dem Essen mit Appetit zu begegnen. Was die Unterbrechung der Essenspausen genau im Körper bewirkte, wusste man zwar nicht, wohl aber, dass das nicht „gesund" war. Erst als nach der Währungsreform nach dem Ende des II. Weltkrieges plötzlich keine Knappheit an Lebensmitteln mehr herrschte, galt plötzlich alles Essen als „gut", gleich wann und wie. Da kamen auch die Ratschläge auf wie:

„Lieber den Magen verrenken
als dem Wirt was schenken."

Die Hungerzeit nach dem I. Weltkrieg und der damaligen Wirtschaftskrise und die Hungerjahre nach dem Ende des II. Weltkrieges waren ein großes Trauma für die ganze Gesellschaft in Europa. Der ab 1948 plötzlich allgemeine Überfluss war psychologisch so sehr „positiv besetzt", dass gar kein Gedanke aufkam, dass er das nächste große Problem sein würde. Kinder wurden daher angeleitet, „zu essen, was auf den Tisch kommt", „richtig reinzuhauen" beim Essen und ja keine Nahrung zu verschwenden. Wir sollten einfach dankbar sein, dass unsere Gesellschaft keinen Hunger mehr kannte.

Viele Übergewichtige, die sich heute täglich von einer Mahlzeit zur nächsten hangeln, antworten auf Anfrage, dass der Hunger für sie kein Problem ist. Kein Wunder, wenn sie ihm schon beim ersten Anflug mit der Aufnahme von Nahrung nachgeben. Sie laufen in Wahrheit nur vor dem Hunger her, der ihr ganzes Leben lang jeden Tag und jede Stunde eine mächtige unterschwellige Bedrohung ist. Die bloße Angst vor möglichem Hunger reicht aus, um sie ständig schwach werden zu lassen. Hierzu fällt mir der Witz ein, wo der Arzt den Patienten fragt, ob er Probleme mit dem Alkohol hat, und dieser antwortet: „Nein, hab genug."

Wer meint, sich mit Willenskraft gegen den Hunger stemmen zu können, lernt erst recht sein ganzes Potenzial kennen. Da ist zunächst die ungestüme Kraft des **Heißhungers** (binge eating), der keinen Widerspruch gegen die sofortige Essensaufnahme zulässt. Dann gibt es noch ein ganz besonders gemeines Werkzeug, mit dem unsere hormonellen Systeme uns rumkriegen, unkontrolliert Nahrung zu uns zu nehmen. Ich meine damit die bekannte **Gier auf Schokolade**, die ich aus der Zeit meines großen Übergewichts noch sehr gut in Erinnerung habe. Dass das wilde Verschlingen von Schokolade kontraproduktiv ist beim Abnehmen, werden Sie schon nach den bisherigen Ausführungen zum Auf- und Abbau von Körperfett leicht verstehen. Der

Zucker in der Schokolade lockt Insulin, das zu tun hat, ihn in die Verbrennungskammern der Körperzellen zu transportieren, das aber gleichzeitig die Mengen an Fett aus der Schokolade in die Fettzellen einbaut und sie wieder verriegelt, damit sie auch ja nichts von ihrer Ladung verlieren. Was an Zucker nicht zum Energieaufbau gebraucht wird, wird in der Leber zu Fett umgebaut und wandert dann auch noch in die Fettzellen. An Fettabbau ist nach dem massenhaften Genuss von Schokolade angesichts dieser gesicherten Abläufe „natürlich" für lange Zeit nicht zu denken.

Hier und da kann man lesen, dass es einen ähnlichen Effekt auch bei Bananen gebe, die von Betroffenen regelrecht strünkeweise verschlungen würden. Ich selbst kann das nicht bestätigen und habe davon auch selten andere Betroffene erzählen hören.

Die gleichzeitig süße und fette Schokolade hat allerdings neben den unbestreitbaren geschmacklichen Vorzügen den weiteren positiven Effekt, wenigstens kurzfristig das allgemeine **Wohlgefühl** zu verbessern. Seit die Bandbreite der wichtigsten Neurohormone und Botenstoffe fast so gut erforscht ist wie das Periodische System der Elemente in der Anorganischen Chemie, wissen wir, dass für längerfristiges Wohlbefinden das Schlüsselhormon Serotonin zuständig ist, während das Glückshormon Dopamin und das Bindungshormon Oxytocin und wohl auch die Endorphine zeitlich begrenztere Wohlgefühle freisetzen. Die Hormonlehre geht dennoch überwiegend davon aus, dass der Schokoladeneffekt auf eine Verbesserung der Versorgung mit dem Botenstoff Serotonin zurückzuführen ist. Wie das gehen soll, ist ungeklärt. Wenn es aber richtig ist, kommt gewiss nur wenig Serotonin zur Entstehung oder eher nur aus vorhandenen zentralnervösen Reserven zur Ausschüttung, weil das Wohlgefühl durch den Verzehr von Schokolade bekanntlich nicht lange anhält. Gegenüber allen anderen stimmungsaufhellenden und „glücklich" machenden Steuerstoffen, deren Wirkung generell nur zwischen 10 – 20 Minuten anhält, hat Serotonin eine Halbwertzeit von 21 Stunden, was bei ausreichenden Mengen eine sichere Wohlfühlwirkung über mehrere Kalendertage bedeutet.

Wenn nicht der Serotoninaufbau ausnahmsweise durch besondere Umstände gestört ist oder wenn nicht der Ausgangswert von Serotonin im Gehirn ohnehin schon recht hoch ist, erlebt praktisch jeder, dass nach dem Verzehr nativer Kost tatsächlich der Hunger allgemein nachlässt, alle früheren Heißhungerattacken ausbleiben und nach und nach auch die Gier auf Schokolade nachlässt. Sehr bald hat man zwar noch immer Freude am Genuss eines Stücks Schokolade, die Orgien mit dem gierigen Verzehr von einem Riegel zum andern bis hin zur Vertilgung gleich einer ganzen Tafel gehören aber automatisch der Vergangenheit an. Nach einiger Zeit bemerken übrigens die meisten Nutzer nativer Kost auch, dass sie sich ohne bewusste Planung, also ganz von selbst, beim regulären Essen nicht mehr so viel auf den Teller legen wie früher.

Der Botenstoff Serotonin wird also auf die einfachste Weise von der Welt, nämlich durch den Verzehr nativer Nahrung, angestoßen. Ein zweiter, ebenfalls sicherer Weg, seinen körpereigenen Aufbau zu fördern, ist das körperliche gründliche Ausarbeiten, beispielsweise das beim Langlauf unweigerlich aufkommende **Hochgefühl**, das **„Runner's High"**. Jeder, der ausgiebig gearbeitet oder trainiert hat, weiß, dass er danach trotz des damit verbundenen reichlichen Energieverbrauchs erst einmal keinen ernsthaften Hunger hat. Noch nicht gründlich erforscht, aber sehr nahe liegt die Annahme, dass nach langdauernder körperlicher Anstrengung mit dem körpereigenen Aufbau von Serotonin der nackte Hunger in jeder seiner Formen beendet wird.

Zusammenfassend ist zu den mental-hormonellen Störungen der Esskontrolle durch Hungergefühle folgende Erkenntnis festzuhalten:

Der Verzehr einer kleinen Portion nativer, also fein gemahlener, roher Pflanzenkost auf leeren Magen oder eine langanhaltende körperliche Beanspruchung sorgen zuverlässig für den zentralnervösen Aufbau des auch für die Esskontrolle zuständigen Botenstoffes Serotonin. Dadurch wird der Hunger gedämpft, Heißhungerattacken und die Gier nach Schokolade bleiben aus. Am Ende legt man sich, auch ohne es bewusst zu planen, beim Essen nicht mehr so viel vor.

Wenn Sie hier einmal kurz innehalten, können Sie konstatieren, dass das Abnehmen und die Erlangung einer nachhaltigen Gewichtskontrolle nach dem System der Essenspausen den auf Änderung bedachten übergewichtigen Menschen nichts an Leistung abverlangt, was nicht jeder von ihnen ohne Mühe erledigen kann. Damit ist für den Regelfall das Problem des Übergewichts endgültig gelöst.

Um weitere Probleme mit einem besonderen Essensdrang auf Grund historisch konfliktiver Ereignisse, wie z.B. dem Trostessen nach dem Verlust eines geliebten Menschen, die ich nachfolgend schildere, braucht sich das Gros der Betroffenen nicht zu kümmern. Das sind Ausnahmen. Es kann nämlich nicht so sein, dass vorwiegend besondere nachteilige psychische Konstellationen für das heute in Massen auftretende Problem des Übergewichts verantwortlich wären. Denn dann hätte es das in größerem Umfang auch lange vor der heute eingerissen Unkultur des unkontrollierten Essens gegeben. Psychisch belastende Ereignisse hat es zu allen Zeiten reichlich gegeben. Ruhige Friedenszeiten ohne große Bedrohungen und Fremdbestimmung statt lebendiger Demokratie, wann gab es die denn einmal?

4. Psychische Hindernisse für die Einhaltung von Essenspausen

a) Die Macht der Gewohnheit

Hormone und Botenstoffe bestimmen unsere Gefühlswelt ganz wesentlich. Darüber hinaus wird diese durch mannigfaltige Einflüsse aus der äußeren Welt und aus der geistigen Innenwelt der Vorstellungen und Gedanken beeinflusst. Sie nehmen Einfluss auf unser Verhalten und beeinflussen ihrerseits die Vorgänge in der Welt des Geistes, der Vorstellungen, Ideen und Gedanken. Irgendwo in diesen Räumen zwischen Gefühls- und Gedankenwelt sehen wir auch den Sitz unserer nicht materiell greifbaren Psyche, der **Seele**. Von dort her können neue, eben psychische, Hemmnisse auf den warten, der gegen sein Übergewicht mit der Einhaltung von Essenspausen angehen will. Solche psychischen Hemmnisse gegen ein erwünschtes Verhalten, hier die Einhaltung der Essenspausen, können den Erfolg des Bemühens ebenso vollständig zunichtemachen wie der Versuch, Fettpolster aufzulösen, ohne die Fett abbauenden Hormone an die Arbeit zu bringen, oder ohne Hilfe gegen die Macht des Hungers mit bloßem eisernem Willen, die Essenspausen einhalten zu wollen. Ich sehe allerdings einen Zusammenhang zwischen der Wirkung dieser historischen potenziell prägenden Ereignisse und dem Wirken oder dem Fehlen der Wirkung beim Ausbleiben der Hormone, die für die Freisetzung von Gefühlen verantwortlich sind. Es ist ja bekannt, dass ein bestimmtes Ereignis, wie etwa die Kündigung eines Arbeitsverhältnisses, von den einen Menschen als großer, übermächtiger Stress und ein niederschmetterndes Ereignis empfunden wird, während andere darin die dadurch ausgelösten neuen Chancen sehen und frohen Mutes nach vorne blicken. Das kann theoretisch daran liegen, dass Menschen eben verschieden sind. Es spricht aber viel dafür, dass der, dem das Stresskontrollhormon Serotonin in seinem Gehirngeschehen fehlt, den Stress durch die Kündigung einfach nicht hormonell verarbeiten kann.

Es gibt jedenfalls neben dem nackten Hunger als Störfaktor bei der Einhaltung der Essenszeiten psychische Hemmnisse verschiedenster Art zu bedenken. Ein allgemein jeden Menschen treffendes Hemmnis ist die schlichte **Gewöhnung** an die öffentlich überall heftig propagierten Zwischenmahlzeiten. Da heute die Allgemeinheit noch immer glaubt, durch „weniger essen", besonders eine Reduzierung der Kalorienaufnahme, Fettpolster auflösen zu können, lassen sich die meisten Menschen leider dazu verleiten, immer wieder außerhalb der angesagten Essenszeiten Nahrung aufzunehmen, wenn sie nur die vorgestellte Gesamtkalorienzahl des Tages nicht überschreiten. Die Werbung für Zwischenmahlzeiten fällt den meisten Menschen schon gar nicht mehr als schädlich auf. Oft genug wird für diese Mahlzeiten auch noch ins Spiel gebracht, dass sie „light", also kalorien- und fettarm und obendrein sowieso „gesund" seien.

Zum Teil kontraproduktiv ist auch die Kampagne der Deutschen Gesellschaft für Ernährung e.V. (DGE) namens „5 am Tag". Gemeint ist der Rat, fünfmal am Tag Obst und Gemüse zu essen, natürlich vorwiegend frisch, also in Rohkostqualität. Das sind aber viel zu viele Gelegenheiten, bei denen man Fehler machen kann. Ich werde allerdings gleich aufzeigen, dass man die durch häufige kleine Mahlzeiten beschworenen Probleme leicht lösen kann, wenn man weiß, dass gerade kleine Mengen an Rohkost zwischen den angesagten Mahlzeiten die einmal angelaufene Phase der Fettverbrennung nicht beenden.

Durch die geschilderten äußeren Einflüsse haben sich die meisten Menschen daran gewöhnt, regelmäßig in kurzen Abständen den ganzen Tag über auf ziemlich unkontrollierte Weise

Nahrung aufzunehmen. Diese erworbene schreckliche Gewohnheit, auf jeden Reiz hin bei jeder Gelegenheit zu essen, und sei es beim Umhergehen, ist indessen beileibe nicht so gefährlich wie der Antrieb zum Essen durch die Hungergefühle. Jede Gewohnheit drängt zwar nach dem Trägheitsprinzip darauf, immer wieder bestätigt zu werden. Auch wenn wir von **„eingefleischten" Essgewohnheiten** reden, ist die Gewohnheit, immer wieder mal außerhalb der geregelten Mahlzeiten zu essen, aber kein besonders stark drängendes Gefühl. Sie beruht ja wesentlich auf dem schlichten Unwissen über die richtige Auswahl und Zubereitung der Nahrung und den richtigen Zeitpunkt des Verzehrs und hat keinen tief im Gemüt verankerten Auslöser. Daher ist auch die Wirkung der verlogenen Gesundheitswerbung für die zuckerbeladenen Zwischenmahlzeiten begrenzt. Man muss sich nur wirklich darum kümmern, diese Gewohnheiten abzulegen, weil sie sich nicht von selbst verabschieden. So merkt es sehr bald jeder Abnehmwillige, dass er beim Gang durch die Regalreihen der Supermärkte links und rechts des Weges fast nur Dinge stehen sieht, die unter keinen Umständen innerhalb der Essenpausen verzehrt werden dürfen: zuckerbeladene Bonbons, Pralinen, Schokolade, Kuchen, Torten, Kekse, Waffeln, Riegel, süße Säfte, Softdrinks, dazu alle Alkoholika. Wenn man vom Konsum dieser Produkte abkommt, kann die Gesundung von Körper und Geist nicht ausbleiben. Zudem spart man dadurch viel Geld, mit dem man wertvollere Nahrung kaufen kann.

b) Besondere Ereignisse als psychische Auslöser

Einige Menschen, die wir nicht vergessen dürfen, haben ganz besondere Probleme mit der Einhaltung der Essenspausen. Selbst wenn sie auf Zwischenmahlzeiten gern verzichten wollen und auch keinen unbezwingbaren Hunger haben, schaffen sie es nicht, mit der Nahrungsaufnahme bis zur nächsten angesagten Mahlzeit zu warten. Wie schon eingangs gesagt, kann ein Mensch nicht immer das tun, was er als richtig erkannt hat. Der Volksmund spricht vom „inneren Schweinehund", den es zu bezwingen gelte. Es lohnt sich aber nicht, diese inneren psychischen Antriebe mit Gewalt beseitigen zu wollen. Das **Essen aus Frust** oder das **Essen zur Vermehrung der Lust am Leben**, um die es dabei geht, kann einen Menschen ebenso fest im Griff halten wie das mächtige Hungergefühl. Interessant ist, dass gerade Vorschläge aus der Literatur, die mit unnötig komplizierten Regeln zur Technik des Abnehmens auffallen, diese psychologische Komponente weitgehend vernachlässigen. Wo es solche inneren psychischen Auslöser für einen unbezwingbaren Essensdrang gibt, müssen diese aber akribisch aufgespürt und aufgelöst werden. Spätestens damit sind dann aber alle Hürden für die Erlangung und Beibehaltung eines nachhaltig normalisierten Körpergewichts aus dem Weg geräumt.

Bezüglich der psychischen Anstöße zum unkontrollierten Essen ist folgende Erkenntnis festzuhalten:

Solange im Einzelfall bestehende psychische Auslöser für unkontrolliertes Essen zwischen den Mahlzeiten nicht aufgespürt und beseitigt sind, schafft es kaum jemand, die Essenspausen zuverlässig einzuhalten und sein Gewicht zu senken oder zu kontrollieren.

Sehr oft liegt es auf der Hand, welche konkreten Ereignisse es sind, die den Menschen so aus der Bahn geworfen haben, dass er anfängt, als Ersatz für verlorenes Glück oder fehlende Freude im Leben krampfhaft die innere Befriedigung oder die beglückende Belohnung durch unkontrolliertes Essen zu suchen.

Ich berichte einmal kurz über den mir persönlich besonders gut bekannten Fall einer damals blutjungen Frau, die frisch verheiratet und bald schwanger ihren heiß geliebten Mann schon in den ersten Tagen des II. Weltkrieges verlor. Sie aß in der Folge fast manisch alles, was sie in sich hineinstopfen konnte. Ihr Gewicht stieg an auf weit über 200 kg (eine Körperwaage allein reichte nicht). Da es hieß, dass sie nicht mehr „normal" sei, wurde sie stationär in die Psychiatrie eingewiesen, die damals im Volk allgemein als Irrenanstalt bezeichnet wurde. Gespräche brachten nichts. Also wurde sie zunächst medikamentös behandelt, was auf eine bloße Ruhigstellung hinauslief. Dann versuchte man eine Aversionstherapie mit sich steigernden schmerzhaften Elektroschocks. Später berichtete sie, dass diese zu den fürchterlichsten Erfahrungen ihres Lebens gehörten. Nichts half. Sie wurde wiederholt entlassen und immer wieder neu eingewiesen. Erst als all diese Versuche sich endgültig als untauglich erwiesen, ließ man von ihr ab. Ihr extremes Essverhalten blieb bis zu ihrem Tode und ihr Gewicht auch. Solche heute beschönigend Elektrokrampftherapie (EKT) genannten Elektroschocks sind übrigens nach der Stellungnahme der deutschen Bundesärztekammer auch heute noch gängige Behandlungsmaßnahmen.

Typische andere historisch-konfliktivische Auslöser für das unkontrollierte Essen mit starker Gewichtszunahme sind Krankheit, Vernachlässigung, Lieblosigkeit, Erniedrigung, Verlust des Arbeitsplatzes und Mobbing. Bei der Suche nach solchen psychischen Auslösern für unkontrolliertes Essen muss man im Zweifel zurückgehen bis in die allerersten Erfahrungen des Individuums, auch zu den Erfahrungen, die man, ohne sich dagegen wehren zu können, als Säugling, Kleinkind und u.U. schon in der Zeit der Reifung im Mutterleib gemacht hat. Schon wenige Monate nach der Zeugung sammelt und speichert der werdende Mensch wichtige „prägende" Eindrücke, wie inzwischen bekannt ist. Obwohl seine Augen noch lange nicht geöffnet sind, kann er schon Hell und Dunkel sehen und äußere Formen unterscheiden.

Mit der Suche nach den Motiven weiter zurückzugehen bis in angebliche frühere Leben unseres Selbst macht nach meinem Dafürhalten keinen praktischen Sinn. Ob wir im Kreis einer ständigen Wiedergeburt (Samsara) stehen oder am Jüngsten Tage vor den höchsten Richter gestellt werden, kann hier kein Thema sein. Wie dem auch in der Theorie sein mag, sehe ich keine konkreten Hinweise darauf, dass jemals irgendwo Ereignisse aus der Zeit vor der Zeugung eines Menschen einen Einfluss auf sein feststellbares Essverhalten und seine Körperfülle gehabt hätten. Wer davon nie gehört hat, wird sich wahrscheinlich erst einmal an den Kopf fassen ob der Tollheiten, die sich manche Menschen so einfallen lassen. Man kann sehr wohl mit gesunden Sinnen an die eine oder die andere Art der Reinkarnation glauben, wie Milliarden Gläubige vieler Religionen in aller Welt. Schließlich ist es ein schöner Gedanke, dass mit dem letzten Atemzug nicht alles vorbei sein soll. Wie auch sollen wir uns sonst einen Reim darauf machen, weshalb es uns als denkende und fühlende Wesen überhaupt gibt? Oder können wir all das nie verstehen, etwa weil wir selbst Teil des Problems sind? Es ist demgegenüber aber eine ganz andere Sache, eine Reinkarnationstherapie auch nur im Ansatz plausibel erscheinen zu lassen.

c) Fettsucht oder Esssucht?

In der vorstehenden Beschreibung des Systems der Essenspausen werden Sie möglicherweise eine Auseinandersetzung mit dem Phänomen der **Fettsucht** vermissen. Aber gibt es eine Fettsucht denn überhaupt? Ist süchtig, wer keine Essenspausen einhält und daher nie in die Phase der Fettverbrennung kommt? Ist das Fettsucht, wenn jemand zwar weiß, dass er nicht ewig zwischendurch essen soll, aber vom Hunger dazu gezwungen wird? Oder sind die Menschen fettsüchtig, die aus unbeherrschten inneren, seelischen Antrieben heraus unkontrolliert essen?

In der deutschen Sprache assoziieren wir wegen der Wortgleichheit die Sucht gern mit der Suche nach etwas. Von der Entstehungsgeschichte her ist das ein Fehlschluss, weil das Wort „Sucht", das vom germanischen „suhti" stammt, auf „siechen", also an einer Krankheit zu leiden, zurückgeht. Diese Wortbedeutung ist indessen veraltet und hat dann doch dem Verständnis Platz gemacht, dass der Süchtige krankhaft nach einem Erleben sucht, das ihm entweder tief innerlich als unvernünftig „bekannt" ist oder von dem er positiv weiß, dass es unvernünftig ist. Es hat sich eingebürgert, unter den Suchtbegriff neben stofflichen Abhängigkeiten wie Alkohol und Drogen auch nichtstoffliche Abhängigkeiten zu fassen. Bestes Beispiel ist die Spielsucht, ob sie auf Geldgewinn aus ist oder nicht. Auch gehören Entzugserscheinungen beim „Absetzen" oder Aussetzen nicht mehr zwingend zum Tatbestand der Sucht.

Aber ist der Grund dafür, dass jemand stark übergewichtig, also fettleibig geworden ist, eine Fettsucht, von der im allgemeinen Sprachgebrauch und auch in der Medizin gleichbedeutend mit der Adipositas gesprochen wird?

Beim Alkoholsüchtigen weiß man, dass er nach der alkoholischen Benebelung, dem Schwips oder dem Rausch sucht. Der Spielsüchtige sucht den Nervenkitzel, meist beim Spiel mit dem Glück, manchmal reicht auch nur das unkontrollierbare Gewinnstreben. Aber der Fettleibige sucht doch nicht danach, Fettpolster aufzubauen! Er liebt seine Fettmassen nicht und will sie auch nicht mehren. Zudem ist das doch keine Suche nach irgendetwas, wenn man keine Essenszeiten einhält und übergewichtig wird, weil man nie in die Phasen der Fettverbrennung kommt! Man hat nur eben keine Ahnung, dass man sich schadet, wenn man ständig und dazu das Falsche isst.

Nicht anders geht es dem, dem sein Hunger einen Strich durch die Rechnung macht, wenn er stundenlang auf die nächste Mahlzeit warten muss. Wer Bescheid weiß und versucht, die Essenszeiten einzuhalten, es aber einfach nicht schafft, weil der Hunger so übermächtig ist, dass er ihn allenfalls mal eine begrenzte Zeit lang mit eisernem Willen im Zaum halten kann, ist doch auch nicht süchtig. Er sucht doch das Richtige, schafft es nur nicht.

Das Verhalten der Menschen, die psychisch aus Lebensfrust oder aus der Gier nach Lebensfreude zum unkontrollierten Essen getrieben werden, ist dagegen klar als süchtig zu qualifizieren. Denn da sind Menschen wirklich auf der Suche nach etwas und können davon nicht lassen, obwohl die Schädlichkeit des zwanghaften Essens offenbar ist. Wegen dieser seltenen Fälle gleich alles starke Übergewicht mit dem Stempel der Fettsucht zu versehen, ist aber falsch. Zudem sind diese armen Menschen esssüchtig und nicht fettsüchtig. Eine Fettsucht gibt es überhaupt nicht. Ich plädiere daher dafür, den falschen und diskriminierenden Begriff der Fettsucht ganz aus dem Sprachgebrauch zu streichen. Aus dem Vorgesagten ergibt sich, dass man auch das Wort **Esssucht** nicht inflationär gebrauchen darf, weil gemessen an der großen Zahl der Übergewichtigen nur die allerwenigsten esssüchtig sind.

Keine der zum starken Übergewicht führenden Verhaltensweisen, auch nicht die auf Grund besonderer psychischer Auslöser gegebene Esssucht, ist im moralischen Sinne vorwerfbar. Die in der Allgemeinheit sehr häufig anzutreffende Verurteilung stark Übergewichtiger als willensschwach beruht auf völliger Unkenntnis der Zusammenhänge. Dumm und unmenschlich sind auch die wiederholt öffentlich vorgetragenen Vorschläge, Übergewichtige zu erhöhten Krankenkassenbeiträgen heranzuziehen. Man kann Kraftfahrzeuge nach Standort und anderen Risikofaktoren unterschiedlich mit Steuern und Versicherungsprämien belegen, aber nicht doch Menschen, die die wahre Lösung der Probleme ihres Übergewichts noch nicht einmal kennen!

5. Essenspausen und Fasten

Das System der Essenspausen hat mit dem rituellen Fasten und dem Heilfasten nichts gemein. Kontrolliertes Fasten kann für die körperliche und mentale Gesundheit sehr wertvoll sein, ist aber kein geeigneter Weg zum Abnehmen und Gewichthalten. Was man in einer Fastenperiode an Gewicht verliert, in der man sich ja konsequent daran hält, nur zu festen Zeiten das Wenige zu essen und zu trinken, was zur Fastenmilderung erlaubt ist, kommt danach wie nach einer Diät gleich wieder drauf. Mehr zu tun hat ein kluges Fasten dagegen mit der Nutzung nativer Kost, die den Anstoß für die körpereigene Produktion des Esskontrollhormons Serotonin gibt und den Hunger ausblendet.

II. Praktische Anleitung zum Leben mit Essenspausen

1. Essen mit Plan

Das Körpergewicht auf ein gesundes Niveau zu reduzieren und dort zu halten, bedeutet nach den gesicherten Erkenntnissen des Systems der Essenspausen zwingend ein „Essen nach Plan". Werfen Sie einmal einen Blick auf den 24-Stunden-Tag eines typischen beruflich Beschäftigten im nachstehenden Schaubild.

Ein normaler Verlauf von Essensaufnahme und Essenspausen bei 3 Mahlzeiten am Tag (7.00 Uhr Aufstehen, 23.00 Uhr Zubettgehen), E= Essenszeit, P= Essenspause

PPPPPPPPPPPPPP--PPPPPPPPP---PPPPPPPPPPPPPPFP------PPPPPPPPPFPPPP

        EE   EEE   EEEE

0-1-2-3-4-5-6-7-8-9-10-11-12-13-14-15-16-17-18-19-20-21-22-23-24

1. Pause: 7.30 – 12.00 Uhr = 4 – 5 Stunden
2. Pause: 12.30 – 18.30 Uhr = 6 Stunden
3. Pause: 20.00 – 6.30 Uhr = 11 – 12 Stunden

Bei den drei Standardmahlzeiten bleibt mal gerade vormittags und nachmittags ein wenig Zeit, um ein leichtes Frühstück oder Lunch durch den Magen zu bringen und im Dünndarm zu verstoffwechseln, damit sich Insulin zurückziehen und die

Fettverbrennung einsetzen kann. Es versteht sich angesichts der Verweilzeiten der Speisen im Magen, auf die ich gleich ausführlich zu sprechen komme, dass die Planung von mehr als diesen drei sog. Grundmahlzeiten absolut kontraproduktiv ist. Sonst sind in der wichtigen Zeit tagsüber, in der durch Stress der mächtige Fettlöser Adrenalin gerufen wird, die Fettabbauphasen gar nicht erreichbar.

Solange noch reichlich Übergewicht abzubauen ist, rate ich dazu, individuelle Änderungen beim herkömmlichen Frühstück und/oder dem Mittagessen einzuführen, damit durch diese Mahlzeiten keine signifikante Erhöhung des Insulinspiegels eintritt. Damit sind wir bei den gleich im nächsten Absatz zu erörternden **„erlaubten Zwischenmahlzeiten"**, die einen wichtigen Teil des Systems der Essenspausen darstellen. Man kann nämlich sowohl das Frühstück wie auch das Mittagessen zu einer für den laufenden Fettabbau unschädlichen, erlaubten Zwischenmahlzeit machen. Geht man in diesem Sinne konsequent vor, bleibt man den größeren Teil des Kalendertages innerhalb einer durchgängigen Fettverbrennung. Das Einhalten der Essenpausen ist dann nur der Verzicht auf kohlenhydratreiche Zwischenmahlzeiten, was natürlich die Befolgung der Regel noch erleichtert.

Was das Frühstück betrifft, setzen die zeitlich engen Bedingungen für den Fettabbau tagsüber ohnehin voraus, dass man sich nicht daran hält, schon beim Frühstück morgens „die Speicher wieder aufzuladen" und kräftig zuzulangen. Es ist nämlich ein falscher Rat,

„morgens zu essen wie ein Kaiser,
mittags wie ein Bürger
und abends wie ein Bettelmann".

Umgekehrt wird ein Schuh draus. Dabei setze ich voraus, dass das durchaus umfangreiche Abendessen zeitlich lange genug vor der Schlafenszeit stattfindet, wie das Rosendorff, wie oben zitiert, auch schon von seinen Patienten verlangte (mindestens 2,5 Stunden). Rosendorff wusste indessen noch nichts von erlaubten Zwischenmahlzeiten, die man ohne Sorge bis kurz vor dem Einschlafen essen kann.

Nur wenn keine schweren Speisen voller Fleisch und Fett verzehrt werden, kann der Magen schon nach gut 2 – 3 Stunden wieder leer sein, und der Dünndarm einige Minuten später auch, sodass nicht mit der Ankunft weiterer Kohlenhydrate im Blutstrom zu rechnen ist. Das mag paradox klingen, hängt aber mit dem Regime des menschlichen Magens zusammen. Der Magen säuert nämlich zunächst alle ankommende feste Nahrung und schichtet sie bis in die Höhe der Mitte seines Korpus auf. Durch Verschiebung an den Magenwänden wird dann die Nahrung ein gutes Stück neutralisiert, bis eine mächtige von der Mitte des Magens bis über den Magenpförtner in den Beginn des Zwölffingerdarms hineinreichende starke Peristaltik einsetzt. Diese spielt sich in Abständen von 3 Minuten ab. Nach etwa 20 Sekunden dauerenden Kontraktionen wird jeweils ein Anteil von etwa 2 Prozent des Mageninhalts durch den Magenpförtner in den Dünndarm gespritzt. Ein mächtiger Muskelreflex stößt den Rest des Nahrungsbreis (Chymus) wieder in die Magenmitte zurück. Der Vorgang wiederholt sich in diesem Zyklus, bis der Magen leer ist. Wenn man also nicht so isst, dass die Nahrung weitgehend frei von Kohlenhydraten ist, kommt immer eine Nahrungsmischung im Dünndarm an, die auch so viele Kohlenhydrate beinhaltet, dass sie Insulin auf den Plan ruft.

2. Erlaubte Zwischenmahlzeiten

Von allen Diätvorschlägen, die bis heute vorgestellt wurden, ist die **KFZ-Diät** von **Professor Dr. Adam** aus München, jedenfalls was die biologisch-technische Seite des Fettaufbaus und des Fettabbaus anbelangt, die mit Abstand beste Lösung. Eine erlaubte Zwischenmahlzeit beendet nach Adams Feststellungen die Zeit der Fettverbrennung nicht, wenn sie nicht mehr als **10 Gramm** alsbald abbaubarer Kohlenhydrate mit sich bringt. Auch nach meiner eigenen Einschätzung und meinen ersten Versuchen, denen ich weiter nachgehen werde, ist dies zutreffend. Auf jeden Fall ist dies ein praktikabler Ausgangspunkt. Mit dem Namen KFZ-Diät sind übrigens keine Kraftfahrzeuge angesprochen, sondern **K**ohlenhydratmahlzeiten, **F**ettmahlzeiten und **Z**wischenmahlzeiten.

Es gibt also trotz grundsätzlicher Verbannung der Zwischenmahlzeiten einen Freibrief für solche kleinen Zwischengerichte, die kaum Kohlenhydrate beinhalten. Als Beispiele für **erlaubte Zwischenmahlzeiten** sind zu nennen, natürlich zu einer Zeit immer nur einzeln und nicht mehrere auf einmal:

- *ein frischer Apfel oder Birne (am Stück, gerieben oder als Smoothie),*
- *eine Scheibe Wassermelone,*
- *ein Stück Papaya,*
- *ein oder zwei Tomaten,*
- *1 – 3 Karotten oder Pastinaken,*
- *eine kleine Portion Rote Bete,*
- *einige Radieschen,*
- *ein paar Stangen Rhabarber,*

- *ein Stück Radi,*
- *eine Handvoll Nüsse,*
- *ein paar Delikatessgurken,*
- *ein Stück Salatgurke,*
- *eine kalte Gemüsesuppe (Gazpacho),*
- *eine kleine heiße Suppe oder Brühe,*
- *1 Glas Gemüse – oder Kräutersaft,*
- *Gazpacho,*
- *1 Tasse Kaffee, auch leicht gesüßt und mit etwas Milch,*
- *eine Portion grüner Salat,*
- *ein Stück Kürbis,*
- *ein paar Stück aus der Paprikafrucht,*
- *Topi Chips® =Topinambur Chips (auch reichlich),*
- *nicht gesüßter Magerjoghurt*
- *Magerquark auf Vollkornbrot oder*
- *eine kleine Portion nativer Kost.*

Obst und Gemüse müssen nicht unbedingt roh gegessen werden, wenn das wegen des Erhalts der Nahrungsenzyme allerdings mindestens immer wieder mal so sein sollte. Man kann sie auch dünsten, anschmoren oder in Brühe frittieren, um sie dann mit guten Ölen, Kräutern und Gewürzen zur wahren Delikatesse zu machen.

Orangen und ihre Verwandten, Ananas, Bananen, Mango, Kiwis, Weintrauben, Datteln, Feigen, Pflaumen, Kirschen, Pfirsiche, Aprikosen, Quitten und alle Beerenfrüchte gehören wegen ihrer hohen Zuckeranteile nicht zu den erlaubten Zwischenmahlzeiten, außer wenn die Portionen sehr gering sind.

Wenn in der Zeit der Umstellung auf die Einhaltung der Essenspausen unerwartet noch ein Drang zum Essen auftaucht oder gar der Magen knurrt, ist der Verzehr solcher erlaubten Zwischenmahlzeiten eine hervorragende Methode der Ablenkung bei gleichzeitiger Zufuhr wertvoller Nährstoffe.

Solche Zwischenmahlzeiten, auch wenn sie jeweils nur in kleinen Portionen erlaubt sind, sind durchweg schnell, d.h. meist spätestens nach einer oder zwei Stunden vom Magen bearbeitet und im Dünndarm verstoffwechselt. Es spricht absolut nichts dagegen, sich alsdann eine weitere solche Zwischenmahlzeit zu gönnen. Der sinnvolle Einsatz erlaubter Zwischenmahlzeiten macht es ganz besonders leicht, ohne Störung bis zur nächsten geplanten Hauptmahlzeit in der Phase der Fettverbrennung zu bleiben. Ich selbst halte es seit meinem Sieg über mein jahrzehntelanges Übergewicht so, dass ich mich vom morgendlichen Aufstehen an ausschließlich an eine Portion nativer Kost, der Aminas® Vitalkost, als erster Nahrung des Tages, halte und dann später nur einmal eine kleine erlaubte Zwischenmahlzeit genehmige, meist nur die praktischen Topinambur-Chips (Topi Chips®), und dann pünktlich gegen 18.00 bis 19.00 Uhr ein ausgiebiges, satt machendes Abendessen zu mir nehme. Dabei schere ich mich einen Deut um den Kalorien-, Eiweiß- oder Fettgehalt meines Abendessens, das ich oft mit einem leckeren Pudding oder einem prächtigen Eisbecher kröne. Allein aus professionellen Gründen blicke ich jeden Morgen auf die Waage. Dabei stelle ich fest, dass mein Gewicht von rd. 80 kg absolut stabil bleibt, egal, was ich abends esse. Ich komme ja auch einige Stunden nach dem Abendessen in die nächtliche Fettverbrennung mit dem fettlösenden Wachstumshormon Somatotropin und bin den ganzen Tag über in der Fettverbrennungsphase mit dem Fettkiller Adrenalin!

Manche ewig schlanke Menschen, die vom neuen Grundsatz der Einhaltung von Essenspausen hören, verstehen seinen Sinn gar nicht, weil sie den ganzen Tag über immer wieder Nahrung aufnehmen. Es vergeht kaum eine Stunde, in der sie nicht irgendetwas essen oder trinken. Ihr Erfolg ist aber ganz leicht zu verstehen, wenn man sich nur genau anschaut, was sie da ständig essen. Es handelt sich fast ausnahmslos um „erlaubte" Zwischenmahlzeiten! Wer dagegen den ganzen Tag über in nicht geringen Mengen Süßigkeiten verzehrt, bleibt niemals schlank!

3. Sonderfall Topinambur

Ich hatte bereits erwähnt, dass native Kost wie das chinesische KUIKE und die Aminas® Vitalkost im Interesse der Förderung des körpereigenen Aufbaus des Botenstoffes Serotonin nicht auf Zutaten angewiesen sind, die im Dünndarm nicht abbaubare Stärken, die Inuline, beinhalten. Die inulinhaltige Wurzelknolle Topinambur, besonders praktisch die aus ihrer Pulpe hergestellten Chips – Handelsname Topi Chips® – spielen unter den „erlaubten" Zwischenmahlzeiten nach dem System der Essenspausen aber eine ganz besondere Rolle. Zwar lässt keine Maßnahme ohne Berücksichtigung der biologischen Regeln der Fettverbrennung abnehmen, daher heißt **„Gesund abnehmen mit Topinambur"** nach **Professor Dr. Bärwald,** dem besten Kenner der Topinambur, nicht, dass der Verzehr von Topinambur allein den Abnehmerfolg sichere. Drei Aspekte helfen aber sehr:

a) Topi Chips® machen satt, aber nicht dick.

Topi Chips® erinnern im Aussehen an Kartoffelchips. Sie lassen sich auch so wie diese knabbern, auch wenn sie etwas kleiner und etwas stabiler in der Konsistenz sind. Weil sie etwas sperrig sind, zwingen sie einen, sie sorgfältig im Mund gut zu zerbeißen, damit sie zusammen mit Speichel zu einem gut schluckbaren Nahrungsbrei werden. Die zerbissenen Chips quellen schon bei sehr geringer Menge auch im Magen auf. Dadurch entsteht schnell eine deutliche Sättigung.

Auf der anderen Seite kann man von diesen Chips praktisch so viel essen, wie man nur will. Da sie fast keine im Dünndarm abbaubaren Kohlenhydrate beinhalten, gelangen durch sie auch keine Zuckerstoffe in die Blutbahn. Es kommt nicht zum Aufruf von Insulin. Befindet man sich in dieser Zeit in einer Phase der Fettverbrennung, ändert sich das daher auch nicht. Man isst also diese sättigende Nahrung und nimmt dennoch weiter ab!

b) Topi Chips® sind sehr verdauungsfreundlich.

Hierzu darf ich Professor Dr. Bärwald (S. 17 f.) zitieren, der über die Verwertung der Inuline im Dickdarm schreibt:

„Dabei handelt es sich um wertvolle Bifidobakterien, die mit den von ihnen erzeugten Essig- und Milchsäuren den pH-Wert des Dickdarms senken und krankheitserregende Bakterien hemmen, beim Erwachsenen, der im Darm zu wenige Bifidobakterien aufweist, insbesondere die Darmbeschwerden auslösende Clostridien."

Bifidobakterien drängen nach Bärwald zudem die für sich genommen harmlosen Escheria-Coli-Darmbakterien zurück, die aber regelmäßig von gefährlichen Darmbakterien begleitet werden, wie z.B. Salmonellen, Streptokokken, Listerien und Yersina, die erbschädigende und möglicherweise auch karzinogene Substanzen im Darm bilden. Ähnliche Vorteile wie bei den Bifidobakterien hat Topinambur nach Bärwald auch bei den ebenfalls für die Darmgesundheit unverzichtbaren Milchsäurebakterien.

c) Topi Chips® bringen alle Bausteine für die fettlösenden Hormone mit.

Meine Überzeugung von dem großen gesundheitlichen Wert der Topi Chips® schlug in restlose Begeisterung um, als ich im Vergleich der Analyse der Inhaltsstoffe dieser Nahrung mit den Bausteinen des Wachstumshormons Somatotropin, des Stresshormons Adrenalin und von L-Carnitin, feststellte, dass Topinambur tatsächlich alle Inhaltsstoffe mitbringt, die wir für deren körpereigenen Aufbau brauchen. Es hängt zwar ganz vom Einzelfall ab, ob nicht der Körper durch halbwegs gute Ernährung all diese Bausteine ohnehin mitbekommen und gespeichert hat. Aber doppelt genäht hält bekanntlich besser.

4. Regelmäßiger Serotoninaufbau

Um nicht vom Hunger gequält zu werden, der zu leicht die Bereitschaft zur Einhaltung der Essenpausen zunichtemacht, ist es unerlässlich, für eine ausreichende zentralnervöse Versorgung mit dem Esskontrollhormon Serotonin zu sorgen. Wie ausgeführt, gibt es an zuverlässigen, jederzeit möglichen alternativen Wegen gegenüber dem Verzehr nativer Kost auf leeren Magen nur das intensive körperliche Ausarbeiten (mindestens 45 Minuten, besser eine volle Stunde). Den einen oder den anderen Weg muss man unbedingt regelmäßig beschreiten, wenn man dauerhaft Erfolg haben will.

Wie in den nachfolgenden Vertiefungen der Grunderkenntnisse ausgeführt werden wird, hat der regelmäßige Verzehr nativer Kost auf leeren Magen über die Hungerbeseitigung hinaus eine große Zahl weiterer gesundheitlicher Vorteile. Ebenfalls hat es über den Serotoninaufbau hinaus beträchtliche weitere gesundheitliche Vorteile, seinen Körper im Sport oder anderer geeigneter körperlicher Betätigung regelmäßig gründlich auszuarbeiten. Es spricht daher alles dafür, parallel nebeneinander beide guten natürlichen Wege zum körpereigenen Aufbau des Botenstoffes Serotonin regelmäßig zu nutzen. Kaum jemand hat da Probleme mit der Umsetzung. Zuviel kann man da niemals tun, weil die uns eingebaute körpereigene zentralnervöse Kontrolle eine Überschussproduktion des potenten Steuerstoffes Serotonin nicht zulässt. Dazu später mehr.

Was die Lockung von Serotonin durch den Verzehr nativer Kost angeht, ist es kein Problem, morgens als Erstes auf leeren Magen einen wohlschmeckenden Saft, eine Brühe oder Suppe zu trinken, worin ein Löffel nativer Kost eingerührt ist. Steht morgens eine Medikamenteneinnahme auf nüchternen Magen an, sollte man den Verzehr nativer Kost kurz zeitlich versetzt danach legen.

Sich zusammenzureißen, zweimal wöchentlich jeweils eine Stunde lang seinen Körper in angestrengter Bewegung zu halten, also durch Laufen, strammes Gehen, Nordic Walking, Schwimmen, Radfahren, Rudern, Skilanglauf, Gymnastik, Aerobic, Zirkel- oder Krafttraining oder auch durch intensive Arbeit auf dem Hof oder im Garten, ist schon eine stärkere Herausforderung. Wegen der vielen gesundheitlichen Vorteile, auf die noch einzugehen sein wird, sollte man sich dem aber, wenn irgend möglich, stellen. Auch Menschen mit körperlichen Behinderungen können das leisten. Es genügt, wenn sie sich nur das an Körperarbeit zumuten, was sie auch ohne Überforderung leisten können. Dazu müssen auch nicht alle Muskeln des Körpers zugleich bewegt werden. Wer beispielsweise nur die Armmuskeln bewegen kann, erreicht den Effekt der ausdauernden körperlichen Belastung auch allein durch die intensive Beanspruchung der Armmuskeln. Für die Menschen mit extrem starkem Übergewicht ist das besonders wichtig zu wissen. Allein die langdauernde Bewegung ihrer schweren Extremitäten oder des Rumpfes kann bereits eine völlig ausreichende Übung sein, die den körpereigenen Aufbau des Belastungskontrollhormons Serotonin lockt.

Wie stimmig das alles ist, habe ich besonders im Gespräch mit Bauern und Landwirten erfahren. Sie berichten durchweg, dass sie sich nach ein paar Tagen der Abwesenheit vom Hof, aber auch nach Tagen erzwungenen Herumsitzens in der Stube, nicht recht wohlfühlen, dass das Wohlbefinden aber nach der Wiederaufnahme ihrer Arbeit alsbald zurückkehrt. Meine Gesprächspartner haben mir übrigens auch berichtet, dass sie sich nach einigen Tagen der Untätigkeit auch ein ganz anderes Essverhalten angewöhnen und es sie dann entgegen ihrer Gewohnheit auch außerhalb der auf dem Hof üblichen Essenszeiten zum spontanen Essen drängt. Im Wissen um diese Dinge muss man auch einmal hinterfragen, warum so viele Menschen, die mit dem Erreichen des Rentenalters ihre gewohnte Arbeit verlieren, „todunglücklich" werden, bis sie neue Aufgaben gefunden haben. Ohne den regelmäßigen Aufbau des Wohlfühlhormons Serotonin leidet zwangsläufig die Lebensstimmung.

Aus persönlicher Erfahrung kann ich berichten, dass bei mir nach längerer, regelmäßiger, guter Versorgung mit dem Botenstoff Serotonin (native Kost und intensive Körperarbeit) ein störender Hunger praktisch gar nicht mehr auftritt. So esse ich, wie geschildert, seit langer Zeit nur einmal am Tag eine ausführliche Mahlzeit, die ich auf den frühen Abend lege, weil ich tagsüber pausenlos beschäftigt bin und mich reichliches Essen dann nur müde macht. Zu meiner eigenen Überraschung habe ich festgestellt, dass ich dann, wenn ich ausnahmsweise einmal abends gar nicht zum Essen komme und ganz ohne jede Nahrung zu Bett gehe, auch am nächsten Morgen immer noch kein Hungergefühl habe. Dass die natürlichen Hungergefühle im Hintergrund dennoch immer schlummern, erlebe ich ganz deutlich, wenn ich ausnahmsweise mal mehr als zwei Tage lang nichts für meinen Serotoninaufbau tue.

5. Hilfreiche sekundäre Maßnahmen

Es gibt eine ganze Reihe von sekundären Maßnahmen, die keinen direkten Bezug zur Biologie und Technik der körpereigenen Fettverbrennung oder der Hindernisse auf dem Wege der Einhaltung von Essenspausen haben, indirekt aber doch ganz hilfreich sind.

- So ist es gut, die täglich genossene Menge an raffinierten Zuckern und Produkten aus raffinierten Mehlen zu reduzieren, weil sie anders als komplexe Kohlenhydrate (Vollkornprodukte) den Insulinspiegel sehr schnell ansteigen lassen.

- Auch die allgemeine Beschränkung der täglichen Nahrungsmenge und die regelmäßige, energiezehrende körperliche Bewegung haben unzweifelhaft einen günstigen Einfluss auf das Halten eines niedrigen Körpergewichts. Wer weniger Energieträger aufnimmt, kann weniger Körperfett einlagern und muss dann auch weniger abbauen, wenn es mal zu viel gewesen ist. Wer sich viel bewegt, verbrennt Energie, die der Körper sich aus Fettpolstern holt, wenn die Kohlenhydrate und andere freie Energieträger verbraucht sind. Nur muss man wissen, dass das einmal angesammelte überschüssige Körperfett mit diesen sekundären Maßnahmen allein nicht weggehen kann.

- Es gibt auch kleine praktische Kniffe beim Abnehmen, die beachtenswert sind, weil sie die Umstellung und das Beibehalten der neuen Gewohnheit, nur zu den angesagten Essenszeiten Nahrung aufzunehmen, erleichtern können. Es ist z.B. klug, langsam zu essen, weil das Gefühl der Sättigung dank der Wirkung des schon genannten Sättigungshormons **Cholezystokinin** erst ca. 20 Minuten nach Essensbeginn richtig stark wird.

- Eine gute Regel ist es, nach jedem zweiten Bissen das Essbesteck abzulegen und erst nach vollständigem Kauen und Schlucken der bis dahin aufgenommenen Nahrung weiter zu essen. Solches **Essen mit Bedacht** gibt der Ernährung wieder den ihr zukommenden großen Stellenwert in unserem Leben. Wer sich Zeit zum Essen nimmt, lernt auch, die Speisen wieder besser zu schmecken und zu riechen. Essen wird so wieder zu einem freudigen Ereignis, für viele Menschen eine ganz neue Erfahrung! Auch lohnt es, sich nicht große Portionen auf den Teller zu legen, und vorbeugend gleich von kleineren Tellern zu essen.

- Sinnvoll ist es, vor jeder Mahlzeit ein Glas Wasser oder andere nicht zu süße Flüssigkeit zu trinken. Das lenkt vom möglichen Hunger ab. Besonders eignen sich Grüner Tee und Ingwerwasser.

- Sehr wertvoll ist es, die festgelegten Essenszeiten genau einzuhalten, nicht nur aus Rücksicht auf die anderen bei Tisch, sondern auch mit Rücksicht auf die eigenen unbewussten oder bewussten inneren Erwartungen. Körper und Gemüt sollen sich darauf verlassen können, dass ihre Erwartungen sie nicht getrogen haben und sich das Warten auf die nächste Essensgelegenheit auch lohnt.

- Ebenso soll man bei jeder Nahrung darauf achten, dass sie auch schmeckt und bekömmlich ist. Das gilt auch für die native Nahrung, die als getrocknete und gemahlene Pflanzenkost ohne geschmackvolle begleitende Flüssigkeit oder geschmackvolle Ergänzungen und Zusatzstoffe einfach nicht spannend genug schmeckt. Bei ganzheitlicher Betrachtung hat die Freude am leckeren Essen auch eine Bedeutung für das allgemeine Wohlbefinden und die Gesundheit allgemein.

- Für mich und gewiss für viele andere auch ist es hilfreich zu erkennen, dass mit der bewussten Einhaltung der Pausen zwischen den festen Essenzeiten, überhaupt dem „Essen nach Plan", ein das ganze eigene Leben grundlegend ändernder Entwicklungsschritt getan ist. Mit Verstand konsequent die Bedingungen des eigenen Lebens zu verbessern, kann ein wichtiger Schritt zur weiteren Entwicklung der Persönlichkeit sein. Daher habe ich der Einleitung des Buches das Gedicht „Stufen" von Hermann Hesse vorangestellt, das uns ermutigt, aus der Lethargie des Lebens zu erwachen („lähmender Gewöhnung entraffen") und heiter auf neuer Stufe des Lebens dem Besseren entgegenzugehen.

Nur noch einmal zur Klarstellung: Die vorgenannten Ratschläge sind nicht zwingend. Wer sich um solche Details nicht scheren will, muss es auch nicht. Die Kontrolle des Körpergewichts gelingt auch ohne sie. Essenspausen stoßen die Fettverbrennung an, die die Fettposter abbaut, und die native Kost oder das gründliche körperliche Ausarbeiten haben ihre vollen, den

Hunger behebenden Wirkungen im Anstoß der körpereigenen Erzeugung des Botenstoffes Serotonin, ob man daran glaubt oder nicht. Im System der Essenspausen haben wir es nicht mit Wirkstoffen zu tun, demzufolge auch nicht mit nachteiligen Nebenwirkungen, aber auch nicht mit Placebos.

Zu der Frage, dass wir ohne Sorge essen sollen, was uns schmeckt, will ich klarstellen, dass dies nicht deshalb richtig ist, weil etwa der Körper von sich aus eine **„kulinarische Körperintelligenz"** hätte, die ihm schon täglich das Menü diktierte, wie der Autor **Uwe Knop** es behauptet. Es ist schon erstaunlich genug, was in unserem Körper an Informationen hin und her geleitet wird. Aber so komplizierte Sensoren, die uns sagen könnten, wann wir welche Nahrung verzehren sollen, hat noch niemand gefunden. Ist es denn nicht phantastisch genug, dass es zentralnervöse hormonelle Regularien für Hunger, Appetit und Sättigung gibt, die über Reize aus dem Verdauungssystem das Essverhalten grob steuern?! Auch das Gerede vom „Bauchgehirn" ist müßig. Zwar arbeiten im Gastrointestinaltrakt Milliarden von Nervenzellen, die den Gehirnzellen ähnlich sind, sie sind aber untereinander nicht so hochkomplex organisiert, dass sie mit unserem zentralnervösen System im Kopf vergleichbar wären. Von einem zentralnervösen System, also einem Gehirn, kann man erst ab einer hohen Komplexität der neuronalen Verschaltungen reden.

6. Leichtes und schweres Essen

Das System der Essenspausen erlaubt auch schweres Essen. Die Mahlzeiten dürfen kalorienreich sein und Kohlenhydrate, Eiweiße und Fette in nicht geringer Menge enthalten. Natürlich soll man es in Bezug auf die Masse der verzehrten Nahrung nicht bewusst übertreiben. Essenspausen einzuhalten heißt ja auch nicht, andere kluge Ratschläge, die die gute Versorgung betreffen, einfach in den Wind zu schlagen.

So ist es ungesund, regelmäßig zu viel tierisches Eiweiß zu sich zu nehmen, weil unser Metabolismus schon mit mehr als 75 Gramm davon am Tag nicht fertig wird. Die Welternährungsorganisation (FAO) in Rom hält 45 Gramm Eiweiß am Tag für ausreichend und sogar für optimal. In der westlichen Welt erlaubt sich der Durchschnittsbürger aber täglich an die 150 Gramm. Viele genehmigen sich noch sehr viel mehr und schädigen damit zunächst Leber und Nieren, die den Überschuss nicht ausscheiden können, und dann den ganzen Körper, der regelrecht verschlackt und in der Folge auch übersäuert. In der freien Natur gibt es so etwas nicht. Von Natur aus reinigen die Körper aller Lebewesen sich selbst von jeglichem aufgenommenen Überschuss an Nährstoffen. Bei uns Menschen ist die unvernünftige „Eiweißmast" eine Basis für das Entstehen vieler der um sich greifenden Zivilisationskrankheiten. Genannt werden da u.a. Arteriosklerose, Arthrose, Bluthochdruck, Diabetes Typ II, Gicht und Rheuma.

Die Antwort auf eine grundlegende Frage im Zusammenhang mit der Nahrungsaufnahme, die keinen direkten Einfluss auf die Wirkungen der Essenspausen hat, wird jedem Menschen einleuchten: Wer nach einer Mahlzeit noch geistig oder körperlich stark gefordert wird, sollte sich den Magen nicht mit schwerem Essen vollschlagen! Die meisten Menschen haben das unabweisbare Bedürfnis, jeden Tag wenigstens einmal „was Richtiges" und sich „richtig satt" zu essen. Diesem Verlangen sollten sie zur Herstellung täglicher allgemeiner Zufriedenheit unbedingt auch nachgeben. Eine schwere Mahlzeit sollte aber nicht zeitlich direkt vor einer anspruchsvollen Lektüre, einer anstehenden harten Arbeit, einer großen sportlichen Herausforderung, einem feinsinnigen Kunstgenuss oder einem körperlich und seelisch intensiven amourösen Abenteuer liegen. Verdauungstätigkeit ist nämlich schwere Arbeit, bei der man dem Körper seine Ruhe gönnen soll. Dabei werden schließlich beträchtliche Mengen an Blut aus dem Körper und auch aus dem zentralnervösen System abgezogen und zum Dünndarm transportiert, weil das Blut dort die Vitalstoffe aufnehmen muss. Für den Rest des Körpers stehen sie in dieser Phase nur vermindert zur Verfügung, wofür die Müdigkeit nach dem Essen ein sicheres Indiz ist.

Daher heißt es ja auch zu Recht:

„Ein voller Bauch studiert nicht gern!"

Sie werden sich in diesem Zusammenhang fragen, ob auch der bekannte Spruch

„Nach dem Essen sollst Du ruhn'
oder tausend Schritte tun!"

noch seinen Sinn hat. Dass Ruhe gut tut, ist klar. Was aber passiert, wenn man nach dem Essen einen kleinen Spaziergang macht? Mit solcher maßvollen Bewegung kommen die Systeme des Körpers wieder in Schwung. Blut und Lymphe werden besser bewegt, was auch die Verdauung anregt und am Ende sogar die aufkommende Müdigkeit vertreibt. Der kleine **„Verdauungsspaziergang"** behält also seine Berechtigung. Er ist sogar, wenn dem Essen wieder eine Arbeitsphase folgt, der Einhaltung einer Ruhepause vorzuziehen.

7. Die Speicherfähigkeit des Körpers

Es gibt keinen Grund, aus jeder Mahlzeit ein Prachtmahl zu machen. Die Zufuhr der Summe der benötigten Nährstoffe, also aller **Vitalstoffe**, muss ohnehin nicht kontinuierlich in den Körper eingebracht werden. Der Körper hat nämlich umfangreiche **Speichersysteme** für Energieträger und auch alle anderen im Körper benötigten Stoffe, die sinnvollerweise auch benutzt werden sollten. Beste Speicher sind neben den **Fettdepots** und den **Ketonkörpern** in der Leber unsere von Experten bis auf 100 Billionen geschätzten **Körperzellen** und die interzellulären Räume, also das gesamte **Körpergewebe**.

Die erste Energie holt sich der Körper aus der Blutglucose. Ist diese weitgehend verbraucht und geht Insulin daher aus dem Blut zurück, verbraucht der Körper zunächst die direkt in den Muskelzellen des Körpers gespeicherte Muskelglukose. Außer für erhöhten Bedarf wie im Sport oder harter Arbeit kommen unsere Skelettmuskeln, die neben dem Gehirn die Hauptabnehmer für die aus Kohlenhydraten gewonnenen **Glykogenkörper** sind, mit ihrem eigenen durchschnittlich 400 g Glykogen schon recht weit. Wird mehr gebraucht, setzt mit Hilfe der aufkommenden fettabbauenden Hormone die Fettsäureoxidation ein. Daneben greift der Körper zu dieser Zeit auch auf Nahrungsproteine als Energielieferanten zurück, die er wie die Fette erst in der Leber in Glukose umbaut. Den Wechsel von einer Energiequelle zur anderen und zurück beherrscht unser Körper von Geburt an und verlernt ihn auch nie. Es ist daher Unsinn, wenn uns immer wieder vorgehalten wird, dass wir morgens, weil wir nachts stundenlang keine neuen Energieträger aufgenommen haben, erst einmal unsere Energiespeicher wieder auffüllen müssten.

Genau genommen ist der menschliche Körper ein einziger riesenhafter Speicher, dem es sogar gut tut, immer wieder mal weitgehend entleert und wieder gefüllt zu werden. Wir kennen das doch aus aller Technik, dass Speichersysteme – man denke nur an wiederaufladbare Akkumulatoren, auch Autobatterien, regelmäßig genutzt werden müssen und nicht ständig ganz gefüllt sein dürfen, wenn sie ihre Funktionsfähigkeit behalten sollen.

Unser Körper speichert aber nicht nur die Energieträger. Er hat auch umfangreiche Speicherkapazitäten für die große Zahl der **Mikronährstoffe** wie die Vitamine, Enzyme, Mineralstoffe und Spurenelemente, die für den Auf- und Abbau der Körperzellen und den Ablauf der chemischen Prozesse beim Umbau der Energieträger in den Verbrennungskammern der Körperzellen in unsere Körperenergie **Adenosintriphosphat (ATP)** unerlässlich sind. Diese Mikronährstoffe werden in noch größerer Menge gebraucht, um die Rückstände aus diesen chemischen Prozessen, aggressive Moleküle, die man **freie Radikale** nennt, zu neutralisieren.

Es ist gut zu wissen, wie weit die Speicherkapazitäten des Körpers auch für die Mikronährstoffe reichen. Glaubt man der Industrie, müssen wir darauf achten, fast alle diese Stoffe praktisch kontinuierlich aufzunehmen. Insbesondere wasserlösliche Vitamine könne der Körper kaum speichern, heißt es. So gibt es heute Vitamin C als Präparat in Zeitkapseln (Retardtabletten), weil man festgestellt hat, dass dieses essenzielle Vitamin schon 1 – 2 Stunden nach der Aufnahme nicht mehr im Blutstrom zu finden ist. Aber damit ist es doch beileibe nicht bereits verbraucht, weil es im Körper gespeichert ist. Neben den Speichersystemen hat der menschliche Körper hervorragende Transportsysteme, mittels derer die gespeicherten Stoffe schnell an jeden beliebigen Ort des Körpers gebracht werden können. Im Vordergrund stehen die Kreisläufe von Blut und Lymphe.

Bekannt ist aber auch, dass es Transporte von Zelle zu Zelle gibt.

Die fettlöslichen Vitamine werden zusammen mit den Nahrungsfetten gespeichert. Nach regelmäßiger ausreichender Zufuhr ist daher erst nach relativ langen Zeiträumen mit einer möglichen Unterversorgung zu rechnen. Bei ihnen wird – ob zu Recht oder nicht, kann hier dahinstehen – in Teilen der Literatur die Gefahr einer Überdosierung diskutiert, weil der Körper nicht in der Lage sein soll, größere überschüssige Mengen davon auszuscheiden. Wasserlösliche Vitamine sind entgegen überholter Annahme doch speicherbar, wenn auch nicht unbegrenzt. Ihre Speicherkapazitäten sind immerhin so groß, dass niemand, der sich regelmäßig halbwegs vernünftig ernährt, auch nur einen Tag seines Lebens mit einer Unterversorgung rechnen muss.

Allgemein werden folgende Speicherkapazitäten für Vitamine beider Arten angenommen:

Vitamin A:	*maximal 2 Jahre*
Vitamin B1:	*maximal 2 Wochen*
Vitamin B2, B6, C und K:	*2 – 6 Wochen*
Vitamin B 12:	*3 – 5 Jahre*
Vitamin E :	*6 – 12 Monate*
Vitamin D und Folsäure:	*3 – 4 Monate*

Nicht vergessen sollte man auch, dass die Darmflora viele Vitamine selbst herstellt, was bei diesen Zahlen nicht berücksichtigt ist. So stellen die Bakterien des Dickdarms aus den Inulinen (s.o. zu Topinambur), hochkomplexen Kohlenhydraten, die von den körpereigenen und den Nahrungsenzymen im Dünndarm nicht verstoffwechselt werden können, das in der Nahrung selbst so seltene, wichtige Vitamin B 12 her. Selbst aus fein zerkleinertem Zellstoff aus den Hüllen der Zellen unserer Nahrungspflanzen vermögen die Bakterien des Dickdarms noch Vitalstoffe herzustellen.

In der Öffentlichkeit hört man kaum etwas von der großen Speicherfähigkeit des Körpers u.a. für die Vitamine. Dagegen wird uns aber suggeriert, dass wir täglich für Nachschub sorgen müssten, um den **Tagesbedarf** an ihnen decken zu können. Dabei reicht es, wenn nur von Zeit zu Zeit Nachschub für die sich nur langsam verbrauchenden Vitamine in den Körper kommt. Ähnliches gilt auch für die Mineralstoffe und alle anderen Mikronährstoffe.

Aus den USA kommt eine aktuelle Information über eine Studie von **Prof. Dr. Valter Longo** aus Südkalifornien mit der Erkenntnis, dass Krebstumore im Wachstum nachlassen, wenn krebskranke Versuchstiere nicht kontinuierlich essen, sondern nach jeder Essensaufnahme längere Essenspausen einhalten. Die Onkologen reklamieren zwar, dass der Grund für die Einschränkung des Krebswachstums eine durch die Essensenthaltung bewirkte Verbesserung der Wirkung der Chemotherapie sei. Das ist aber nicht nachvollziehbar. Es liegt vielmehr nahe anzunehmen, dass richtig versorgte gesunde Nachbarzellen besser in der Lage sind, den Krebs einzudämmen. Wenn ihre Speicherfunktionen genutzt werden, funktionieren sie offensichtlich besser, als wenn sie in ihren Speichern ständig mit allen benötigten Funktionsstoffen randvoll gehalten werden. Dass gesunde Nachbarzellen von Tumoren in der Lage sind, verkrebste Zellen zu isolieren, ist seit langem bekannt. Bei Frauen, die letztlich an Brustkrebs gestorben sind, hat man in der **Autopsie** häufig alte verkapselte Tumoren aus Zeiträumen gefunden, in denen die Patientinnen noch gar nicht in Behandlung waren.

Die genannte Studie ist ein starkes Indiz dafür, dass es in unserem Körper wie auch in aller Technik so ist, dass überall da, wo Speichersysteme Verwendung finden, diese auch wirklich genutzt werden müssen, um ihre gute Funktion zu erhalten.

Typisch ist, dass eine aufladbare Batterie, die nie weitgehend entladen und wieder aufgeladen wird, nach einiger Zeit ihre Aufnahmekapazität ganz verliert. So wird es auch bei unseren Billionen von Körperzellen sein, die wie ein Schwamm alle durch den Blutstrom und die Lymphe zu ihnen transportierten Mikronährstoffe und daraus aufgebaute Hormone und Enzyme in sich aufnehmen und bis zur nächsten Anforderung (Chemotaxis) speichern. Es ist daher gar kein Problem, sondern eine Notwendigkeit, die körperlichen Speicher nicht kontinuierlich mit Mikronährstoffen aufzufüllen, sondern auf den Wechsel in den Phasen zu setzen, in denen sie aufgefüllt und wieder entleert werden. Die Natur setzt bei vielen ihrer Wesen auf sehr lange Zeiten ohne Nahrungsaufnahme. Schlangen kommen mit einem Stück Beute oft ein ganzes Jahr aus. Dass wir aber ausnahmslos jeden Tag alle nur denkbaren Nahrungsinhaltsstoffe zu uns nehmen müssten, also den durchschnittlichen Tagesbedarf auch jeden Tag nachladen müssten, ist einfach nicht plausibel.

8. Verweilzeiten der Speisen und Getränke im Magen

In der Ernährungslehre finden sich viele, teils widersprüchliche Angaben dazu, wie lange unser Essen vom Magen festgehalten wird, bevor es durch den Magenpförtner in unser eigentliches Verdauungsorgan, den 5 – 6 m langen Dünndarmschlauch von 3 cm Durchmesser, eingelassen wird. So findet sich die Angabe, dass Alkohol bis zu 30 Minuten im Magen liegen bliebe und andere Getränke bis zu 1 Stunde.

Das ist in Kenntnis der Anatomie des Verdauungstrakts ganz sicher falsch, jedenfalls wenn die Flüssigkeiten auf den leeren Magen aufgenommen werden (dazu später mehr). Zu beachten ist, dass viele Speisen und Getränke aus verschiedenen Bestandteilen bestehen, die im Magen unterschiedlich behandelt werden. Bei Milch, z.B., fällt das Kasein (Eiweiß) in der Magensäure aus und bleibt im Magen liegen, während das Wasser alsbald durch den Magenpförtner in den Zwölffingerdarm (Duodenum) hineinläuft. Bei einer fetten Brühe bleiben entsprechend die stärksten Fettanteile zur weiteren Bearbeitung im Magen liegen, während die fettarme Flüssigkeit durchgelassen wird. Dass Flüssigkeiten allgemein den Magen nur durchlaufen, weiß jeder Mensch, der bei einem akuten Durchfall mal ein Glas Wasser, eine Tasse Kaffee oder eine Schale Suppe aufgenommen und erlebt hat, wie diese Flüssigkeit die zehn Meter vom Mund bis zum Darmausgang in wenigen Minuten schafft.

In der nachfolgenden Auflistung geht es immer um die Verweildauer der Speisen und Getränke nach deren **nüchternem Verzehr**. Wird auf eine im Magen liegende Nahrung obendrauf gegessen oder getrunken, wird die neue Nahrung Teil des gesamten im Magen bearbeitenden Nahrungsbreis (Chymus), für dessen Gesamtverweilzeit im Magen im Zweifel die längste Dauer der am intensivsten zu bearbeitenden Nahrungskomponenten anzusetzen ist.

Verweildauer im Magen	Speisen und Getränke
wenige Minuten	alle Getränke, leichte Suppen
bis zu 30 Minuten	Honig, Traubenzucker
1 bis 2 Stunden	Joghurt, Weißbrot, Reis, Kartoffelpüree, fettarmer Käse (z.B. Camembert 30 % Fett i.T., Magerquark), weichgekochte Eier, Obstkompott, Kochfisch

Verweildauer im Magen	Speisen und Getränke
2 bis 4 Stunden	Salzkartoffeln, gedünstetes Gemüse (z.B. Bohnen, Karotten, Spinat, Brokkoli, Blumenkohl, Paprika, Artischocken), Salz- und Pellkartoffeln, Roggen- und Weißbrot, Vollkornbrot, Nudeln, frisches Obst, Bananen, grüner Blattsalat (nur wenn perfekt zerkaut), magere Fleisch- und Wurstsorten (z.B. gegrillte Hähnchenbrust, gegrilltes Kalbfleisch, Schweinefilet, Wild, Corned Beef, gekochter Schinken), Meeresfrüchte, Trockenkuchen, Kekse, Buttergebäck.
4 bis 6 Stunden	Bratkartoffeln, Pommes Frites, gebratenes und geräuchertes Fleisch (z.B. Steak, Schnitzel, Schweinebraten, Koteletts, Bratwurst, Speck, Rauchfleisch), Hering, Thunfisch in Öl, gebratener oder geräucherter Fisch (z.B. Räucherlachs), Gurkensalat, Peperoni, Erbsen, Pilze, fettreiche Backwaren, Buttercremetorte, Sauce Bolognese
bis zu 8 Stunden	fettreiches Fleisch, z.B. Gans und Ente, Hammel und Lamm, Rotkohl, Weißkohl, Sauerkraut
bis zu 12 Stunden	Salami, Ölsardinen

Die Nahrungsmenge spielt neben dem Vorfüllungszustand des Magens auch eine große Rolle für die Berechnung der Verweildauer der Speisen im Magen. Werden nur geringe Mengen an Nahrung verspeist, mogeln sich fein granulierte Partikel zusammen mit Magenflüssigkeiten leichter die Magenwände entlang und durch die schmale Kanüle des Magenpförtners hindurch in den Dünndarm. Durch Trinken bei der Nahrungsaufnahme wird dieser Vorgang begünstigt. Der viel gegebene Rat, möglichst beim Essen nicht zu trinken, damit die Verdauungssäfte nicht verwässert würden, scheint mir falsch zu sein. Je feiner die Nahrung in Flüssigkeiten verteilt ist, desto intensiver kann die Verstoffwechslung sein.

9. Wichtige psychische Hilfen

a) Gespräche

Bei einem psychologisch so anspruchsvollen Vorhaben wie der Behebung von Übergewicht fährt man gut, sich der Hilfe seiner Mitmenschen zu vergewissern. Sie sollen schon deshalb angesprochen werden, damit sie einem die Initiative zur Erlangung der Kontrolle über das Körpergewicht ja nicht madig machen. Sie sollen vielmehr dabei helfen, mit Zuversicht den Erfolg zu suchen. Manchen Zeitgenossen, die neidisch auf jeden sehen, der nach persönlichen Verbesserungen strebt, muss man den Wind aus den Segeln nehmen, indem man sie direkt anspricht. Man will von ihnen ja nach dem Verlust der ersten Kilos nicht hören, wie schlecht man doch aussähe und dass man jetzt aber unbedingt mit dem Abnehmen aufhören müsste. Natürlich lässt anfänglich die Spannkraft der Haut etwas nach, wenn das Unterhautfettgewebe zurückgeht. Das gibt sich aber doch.

Wenn es um so grundlegende Dinge geht wie unser Verhalten in grundlegenden Lebenssituationen wie der täglichen Nahrungsaufnahme, muss es auch der Allerklügste begreifen, dass wir Menschen gemeinsam mehr wissen als jeder Einzelne von uns für sich allein. Im Zusammenwirken miteinander entwickeln wir ein weit sichereres Urteil als es sich ein Einzelner im stillen Kämmerchen zurechtlegen kann. Als Primaten sind wir Hordentiere, d.h. Wesen, die in einem Trupp (Horde, nicht Herde) von Einzelwesen unser ganzes praktisches Leben gemeinsam verbringen. In der Kommunikation mit unseren Mitmenschen finden wir daher leichter die Basis für das richtige Verhalten im Leben.

Wer also sein Übergewicht loswerden und demzufolge ausreichende Pausen zwischen seinen Mahlzeiten einhalten will, sollte unbedingt mit seinen Mitmenschen darüber reden: mit dem Lebensgefährten, den Eltern, Kindern und weiteren Verwandten, den Freunden und Arbeitskollegen, den Sportkameraden und allen Menschen, mit denen ihn etwas Persönliches verbindet. Schließlich zwingt einen jeder Gesprächspartner dazu, sich über die Richtigkeit seines Vorhabens immer wieder schlüssig zu werden. Wenn man alle wichtigen Grundsätze des Systems der Essenspausen tief verinnerlicht hat, kann man sie auch seinen Mitmenschen erklären. Am wichtigsten natürlich ist die dadurch entstehende große Sicherheit für sich selbst, genau das Richtige zu tun.

Mit den Mitmenschen, mit denen man sich gemeinsam zum Essen zusammensetzt, muss man sowieso über seinen Plan, mit der Einhaltung von Essenspausen sein Gewicht zu regulieren, sprechen. Man muss mit ihnen ja das gemeinsame Essen absprechen. Wenn Eheleute es immer sehr genossen haben, morgens in Ruhe gemeinschaftlich zu frühstücken, einer von beiden aber dazu übergehen will, morgens nur eine kleine Portion nativer Kost oder anderer leichter Kost zu sich zu nehmen, darf er sich von seinem Partner davon nicht abbringen lassen. Er kann ja den alten Rahmen aufrechterhalten, indem er bei Tisch bleibt, bis der andere sich satt gegessen hat, während er in Ruhe noch ein Glas Wasser, eine Tasse Kaffee oder Tee, einen Saft oder ein Smoothie zu sich nimmt. Etwas schwieriger ist die Abstimmung, wenn Tischgenossen unterschiedlichen körperlichen, psychischen und geistigen Belastungen tagsüber gegenüberstehen. Wer den ganzen Tag über arbeitsmäßig stark gefordert ist und bei der Arbeit volle Konzentration wahren muss, darf den ganzen Tag über nicht schwer essen, weil ihn das unweigerlich müde macht. Das gilt insbesondere für Maschinenführer, zu denen alle Autofahrer zählen. Wer tagsüber zu jeder Zeit topfit sein muss, muss die Hauptmahlzeit des Tages auf die Zeit nach dem Feierabend legen. Es ist doch kein unüberwindliches Problem, dass die Tischgenossen, die sich nach dem Essen nicht mehr vor große Aufgaben gestellt sehen, ruhig mehr und kräftiger essen als die anderen. Was man sich tagsüber verkneift, kann man doch abends nachholen!

Von darüber hinausgehendem Wert ist in vielen Fällen das eingehende Gespräch mit einem in der Psychotherapie erfahrenen Berater oder Therapeuten. Dieser kann den Betroffenen in Fällen echter Esssucht gezielt zu den besonderen psychischen Auslösern für sein ungünstiges Essverhalten zurückführen und diese auflösen. Es ist natürlich zu begrüßen, wenn der Helfer nicht wie viele ausschließlich auf das gelernte psychotherapeutische Instrumentarium setzt, sondern auch einmal nach dem Hormonstatus fragt.

Wenn es solche besonderen historisch-konfliktiven Ereignisse gibt, die die Weichen für die Entgleisung des Körpergewichts gestellt haben, ist die Psychotherapie, speziell die **kognitive Verhaltenstherapie** gefragt. Berichtet wird, dass auch unter Einsatz von Hypnose gute Ergebnisse erzielt wurden. Die bisher schon festgestellten beachtlichen Erfolge der kognitiven Verhaltenstherapie werden zweifellos noch viel beachtlicher werden, wenn auch die technischen Regeln zum Abnehmen und Gewichthalten nach dem System der Essenspausen beachtet werden.

Die kognitive Verhaltenstherapie setzt darauf, dass unser Denken und Fühlen einander beeinflussen und gemeinsam unsere Reaktionen bestimmen, was auch nach allen neueren Erkenntnissen der Hirnforschung und der Endokrinologie unbezweifelbar richtig ist. Dagegen steht eine m.E. überholte rein „behavioristische" Verhaltenstherapie, die sich nur am objektiven Verhalten orientiert (Pawlow).

b) Gruppenarbeit

Die volle gesellschaftliche Akzeptanz einer Esskultur mit ausreichenden Pausen zwischen den Mahlzeiten sorgt für den nötigen Druck, die Pausen zwischen den Mahlzeiten einzuhalten, ohne dass die Menschen sich darüber den Kopf zerbrechen müssen, wie sie das bewältigen können. Da wir solche wertvollen Hilfen aus einer sinnvollen Esskultur nicht haben, wird ergänzend zu den Bemühungen der Einzelnen gegen die eigenen inneren Widerstände und die gegen die Gegenpropaganda aus unserer fehlgepolten Gesellschaft der soziale Druck aus der Gruppe von Menschen gleichen Interesses gesetzt.

Erst in der Gruppe finden wir den nötigen Halt für die wichtigsten Verhaltensweisen im Leben. Dazu gehört an vorderster Stelle das Essverhalten. Wir haben sogar einen naturgegebenen inneren Drang, solche fundamentalen Fragen und Einstellungen im Umgang mit unseren Mitmenschen zu erarbeiten und umzusetzen. Meine Annahme ist, dass dies mit der Wirkung des **Sozialhormons Serotonin** zu tun hat. Wir wissen aber auch aus der Erfahrung, dass sich eine Gruppe von Menschen weit weniger leicht verrennt als jeder Einzelne von ihnen.

Die Kommunikation mit unseren Mitmenschen in Fragen des richtigen Verhaltens findet auf ganz besonders erfolgreiche Weise statt, wenn sie nicht nur mit Vertrauten, sondern gerade unter zufällig zusammengekommenen Menschen gleichen Interesses stattfindet. Eine Entscheidung, das Übergewicht gemeinsam mit anderen Betroffenen anzugehen, macht jeden Beteiligten zum Cotherapeuten des anderen. Uns wildfremde Menschen sind dabei oft glaubhafter als Menschen, die wir genau zu kennen glauben. Man respektiert sich, hört aufeinander und lernt voneinander. Insbesondere aber verinnerlicht man auf Dauer das System der Essenspausen, das man danach ohne jede sachliche Anfeindung bis an das Ende seines Lebens vertreten und durchhalten kann.

In der Gruppe lernen wir, wie wir das neue Wissen auch innerhalb des persönlichen engeren Kreises, also in der Familie, der Verwandtschaft, den Freunden und Arbeitskollegen, überzeugend weitergeben können. Da diese Bindungen der Menschen untereinander in der modernen Zeit sehr gelockert sind und einer Verindividualisierung und Verarmung Platz gemacht haben, kommt es heute in den noch vorhandenen Verbindungen zu selten zu einem so engen Austausch, wie er zur Bewältigung schwieriger Verhaltensprobleme nötig ist. Da gilt es, nicht auf fremde Hilfe zu warten, sondern selbst die Sache in die Hand zu nehmen und die Hilfe zu suchen. Leidensgefährten mit dem Interesse, abzunehmen, gibt es überall.

Bezogen auf den Wunsch, mit Hilfe einer Gruppe abzunehmen und das Gewicht nachhaltig zu kontrollieren, bedeutet das, nachzusehen, ob in der näheren Umgebung ein passender Kurs stattfindet. Die von mir ins Leben gerufene gemeinnützige Gesellschaft für Essenspausen e.V.(GfE) (www.essenspausen. com) teilt auf Anfrage mit, wo sich – zunächst im deutschsprachigen Raum – Gruppen gebildet haben, die entweder spontan als Selbsthilfegruppe entstanden oder von einem erfahrenen

Gruppenleiter, einer Reha-Einrichtung oder einem Fitnessstudio oder einer anderen Einrichtung organisiert worden sind.

Findet man in seiner Region keine Gruppe, macht man eben selber eine auf. Eine Reihe von Teilnehmern ist schnell gefunden. Man braucht auch nicht ein ausgebildeter Ernährungsberater zu sein, um den Aufbau einer kleinen Gruppe zu organisieren. Mit ein wenig Findigkeit kommt man an die kostenfreie Nutzung eines beheizbaren Raumes für die wöchentlichen oder 14-tägigen Treffen, bei denen das Programm der Essenspausen Schritt für Schritt durchgegangen und eingeübt wird. Wenn sich kein ausgebildeter Ernährungsberater findet, kann jeder Mensch mit gesundem Menschenverstand und einem guten Einfühlungsvermögen über die Funktion des Organisationleiters der von ihm selbst ins Leben gerufenen Gruppe zum Ernährungsberater und Gruppenleiter werden.

Ein erfahrener Gruppenleiter bringt natürlich viel Wissen mit, von dem alle Teilnehmer profitieren können. Dass jemand, der anderen hilft, in der Gruppe den Erfolg beim Abnehmen und in der nachhaltigen Gewichtskontrolle zu finden, eine Zugangsgebühr verlangen wird, ist selbstverständlich so. Kluge Krankenkassen übernehmen solche Kosten. Schließlich ist eine bessere Gesundheitsvorsorge als die effektive Beendigung starken Übergewichts kaum denkbar. Ein guter Gruppenleiter kann die Vorteile der wechselseitigen Beeinflussung durch die soziale Kraft der Gruppe gut mit der Wirkung intensiver Einzelgespräche verbinden.

10. Worauf es NICHT ankommt

a) Eine Unmenge unnötiger Dinge

Das System der Essenspausen hebt sich aus der großen Zahl der Vorschläge zum Abnehmen und Gewichthalten dadurch hervor, dass es neben den wenigen zwingend zu beachtenden Regeln (Essenspausen, erlaubte Zwischengerichte, hormonelle Hungerkontrolle, Aufarbeitung psychischer Auslöser) keine weiteren Vorschriften kennt. Die nachhaltige Gewichtskontrolle wird nämlich ohne Überforderung der Betroffenen erreicht:

- *Ohne temporäre Diäten*
- *Ohne unnötige Regeln*
- *Ohne Hungerqualen*
- *Ohne krampfhafte willentliche Anstrengung*
- *Ohne ständiges Wiegen*
- *Ohne Zählen von Kalorien oder Punkten*
- *Ohne Verbote lieb gewonnener Speisen*
- *Ohne künstliche Trennung nach Energieträgern*
- *Ohne laufende Suche nach besonderer Nahrung*
- *Ohne ständige Suche nach besonderen Vitalstoffen*
- *Ohne Medikamente*

b) Keine Medikamente

Durch den Einsatz von Medikamenten kann man sich am wenigsten Hoffnung auf eine nachhaltige Kontrolle des Körpergewichts machen. Es gibt einfach keine Pille zum Abnehmen. Wenn man weiß, wie kompliziert die Bedingungen von Auf- und Abbau von Körperfett sind und welche mentalen und psychischen Hemmnisse da mitspielen, wird man auch die letzte alberne Hoffnung auf die Wunderpille zum Abnehmen begraben.

Bei den aktuell im Gesundheitswesen immer wieder sensationell herausgestellten Medikamenten sind zwei Gruppen von Produkten besonders zu erwähnen, die sog. Fatburner und die Appetitzügler.

Stoffe, die künstlich Nahrungsfette im Darm binden und unverstoffwechselt zur Ausscheidung kommen lassen, haben im Ergebnis keine positiven Effekte. Sicher ist nur, dass der Stuhl durch die gebundenen Fettmengen unangenehm fettig und schmierig wird. Nahrungsfette darf man ohnehin nicht verteufeln. Der Körper braucht sie dringend. Allein das Gehirn besteht zu 20 % aus Fett. Die Organe sind durch eingelagertes sog. Baufett geschützt. Gesunde, d.h. nicht heillos mit Fettsäuren zugestopfte Fettzellen haben weitreichende Funktionen im Körper, u.a. die Produktion von Hormonen und anderen Funktionsstoffen. Fett ist auch ein wertvoller Energiespeicher. Fett zu etwa 1/3 oder mehr schon im Darm zu binden, ist zudem nicht logisch. Dann isst man eben etwas mehr davon, oder man verlegt sich auf den Konsum einfacher Zuckerstoffe, die in der Leber in Fette umgewandelt werden.

Allein dadurch, dass man mit Medikamenten oder anderen Mitteln künstlich seinen Hunger oder Appetit reduziert, nimmt man auch nicht ab. Eine mental bedeutende Hilfe beim Abnehmen ist es allerdings schon, wenn das Essverlangen reduziert wird. Nicht ohne Grund ist die Besänftigung des Hungers durch die körpereigene Aktivierung des Esskontrollhormons Serotonin ja neben der Einhaltung der Essenspausen die zweite tragende Säule des Systems der Essenspausen. Wie gesehen, reicht dieser Effekt allein aber in keinem Falle aus. Da es, wie dargelegt, gute natürliche Wege zur Begrenzung des Hungers gibt, die ganz sicher keine nachteiligen Nebenwirkungen kennen, ist es schon vom Ansatz her verfehlt, nach künstlichen Appetitzüglern Ausschau zu halten, die wie alle Medikamente ihre nachteiligen Nebenwirkungen haben. Ich weiß aus dem eigenen Bekanntenkreis von ungeklärten Todesfällen Abnehmwilliger, die nacheinander alle jemals angebotenen Medikamente, insbesondere auch die bekannten medikamentösen Appetitzügler, eingehend getestet hatten. Gründliche Recherchen über Todesfälle durch solche „Hilfen" legt der mutige Arzt Dr. Becker-Brüser (Arznei-Telegramm) aus Berlin schon seit vielen Jahren vor.

c) Herkömmliche Ernährung reicht aus

Abnehmen und Gewichthalten kann man mit jeder halbwegs normalen Ernährung. Es gibt dagegen keine wirklichen „Schlankmacher" unter den Lebensmitteln. Abnehmen und Gewichthalten ist eine ganzheitlich zu sehende Sache, die Versorgung durch Lebensmittel auch. Lassen Sie sich nicht dazu bewegen, Ihren ganzen Küchenplan umzustellen, um besser abnehmen zu können. Wird Ihnen bei einem solchen Programm aufgegeben, zwischen den angeblich schlank machenden Mahlzeiten nichts zu essen, nehmen Sie deshalb ab, nicht aber wegen der tollen Zusammenstellung der Gerichte. Dasselbe gilt für alle Fertiggerichte und Ersatzmahlzeiten, mit denen man angeblich gut abnehmen kann.

Dass ganz bestimmte Nahrungsmittel besonders gut abnehmen ließen, ist ebenfalls der reine Widersinn. „Bild" beispielsweise nennt „die 50 besten Schlankmacher": Äpfel, Bananen, Birnen, Beeren, Zitrusfrüchte, Papaya, Artischocken, Chicorée, Kohl, Möhren, Brokkoli, etc.. Bei solch eingeengter Fragestellung wie der, welche Lebensmittel schlank machen, können die Antworten nur unzureichend und letztlich falsch sein.

Der Umstand, dass ein Lebensmittel Bausteine mitbringt, die den Aufbau und damit die Funktion körpereigener fettlösender Substanzen wie Hormone und Enzyme ermöglichen, ist nur *ein* Moment in der langen Kette der Wirkzusammenhänge, die den Erfolg der nachhaltigen Gewichtskontrolle ausmachen. Es gibt nicht ein einziges Stück Nahrung, das da sinnvoller Weise als besonderer Schlankmacher zu nennen wäre. Anders ist die Situation bei den Menschen, die sich vorwiegend mit minderwertiger Nahrung versorgen und kaum jemals die Fülle der Inhaltsstoffe vollwertiger, auch roher, Nahrung mitbekommen. Denen kann allerdings allgemein geraten werden, ihre Nahrung nach Qualität und Frische besser auszuwählen, sie inhaltsschonend zuzubereiten und dafür zu sorgen, dass sie immer wieder auch von Natur aus enzymreiche rohe Kost auf die richtige Art und Weise verzehren (native Kost). Bei Vorliegen klarer Defizite kann zusätzlich auch der Einsatz von Nahrungsergänzungsmitteln angezeigt sein.

Dass es auf besondere Nahrung nicht ankommt, hat der vor einigen Monaten im Ersten Deutschen Fernsehen vorgestellte **Ernährungs-Check** des engagierten Spitzenkochs **Tim Mälzer** mit intensiver wissenschaftlicher Unterstützung durch **Professor Dr. Nawroth** aus Heidelberg gezeigt. Für das Gewicht und die Blutfettwerte erwies es sich nach 14 Tagen streng kontrollierten Essens mit gleichen Kalorienmengen als völlig gleich, ob man hausbacken deutsch, mediterran oder nur Fast Food aß. Es war nicht Gegenstand dieser Untersuchung, ob es statt auf die besonderen Inhaltsstoffe der Nahrung auf ihren Kaloriengehalt ankam. Das war aber ihr nicht gesicherter Ausgangspunkt.

Dass er falsch ist, erörtere ich untenstehend im Kapitel „Die Kalorienlüge". Unbeschadet dessen ist das Ergebnis der Studie dennoch so überzeugend wie überraschend: Hält man sich an halbwegs ordentliche Zutaten, ist eine gesunde Versorgung normalerweise kein Problem. Der Ernährungs-Check hatte allerdings eine zu kurze Dauer, um über die richtige Versorgung mit Vitalstoffen und deren gesundheitliche Auswirkungen eine sinnvolle Aussage treffen zu können. Ein Ernährungscheck, der nicht über die Zeiträume der Speicherung von Vitaminen und anderen Vitalstoffen im Körper hinausreicht, hat leider nur eine sehr begrenzte Bedeutung. Da gilt mal wieder der Satz: „Gute Frage ist halbe Antwort!"

d) Keine Trennkost

Neben Nahrung tierischen Ursprungs beinhaltet auch unsere pflanzliche Nahrung durchweg alle Energieträger, auch wenn sie die Kohlenhydrate, Fette und Eiweiße in unterschiedlicher Menge mitbringt. Unser Verdauungstrakt ist auch darauf angelegt, alle Energieträger zugleich im Dünndarm zu metabolisieren. Das jeweils unterschiedliche basische Kleinklima macht sich der Darm dabei selbst. Wegen der besonderen Rolle von Insulin als Transporteur der Kohlenhydrate aus unserer Nahrung haben wir zwar oft Veranlassung, darauf zu achten, nur geringe Mengen an Kohlenhydraten aufzunehmen, wenn wir die Zeiten der Fettverbrennung nicht unterbrechen wollen. Dem tragen die vorgenannten erlaubten Zwischengerichte aber ausreichend Rechnung. Hilfreich ist in diesem Zusammenhang auch die Bevorzugung von komplexen Kohlenhydraten wie bei Vollkornprodukten, die nur langsam Insulin locken. Das heißt aber nicht, dass wir dann, wenn wir uns gepflegt zur Einnahme einer regulären Mahlzeit zu Tisch setzen, einzeln die Kohlenhydrate, Fettsäuren und Proteine durchzählen müssten. Wenn wir uns bei einer ordentlichen Mahlzeit genüsslich satt essen, was wir uns auch im Interesse des Abnehmens und Gewichthaltens nicht nehmen zu lassen brauchen, wissen wir doch, dass nach einigen Stunden kein Insulin mehr im Blut schwimmt. Wenn wir dann nicht gleich wieder in Mengen Kohlenhydrate aufnehmen, setzt doch die Fettverbrennung automatisch ein! Alle Nahrung nach ihrem **glykämischen Index** auszuwählen, also danach, wie schnell sie Insulin lockt, ist daher nicht nötig.

Eine durchgehende Trennung nach Schwerpunkten mit Kohlenhydraten, Fetten und Eiweißen ist also nicht angesagt. Was hat es denn auch für einen Sinn, sich mit solch weitgehenden Regeln gegen seit Jahrtausenden bestehende Essregeln zu stellen, wo es doch reicht, nur bei Zwischenmahlzeiten darauf zu achten, dass sie nicht zu viele schell abbaubare einfache Zuckerstoffe mitbringen!

Ein gewichtiges Argument gegen die Trennkost, auch gegen die Lehre „Schlank im Schlaf" (Pape) ist die soziale Rolle des **Alkohols** in unserer Gesellschaft. Eine Diät, die dieses Problem nicht berücksichtigt, klammert von vornherein einen guten Teil der Bevölkerung von der Hilfe zur Gewichtskontrolle aus. Alkohole sind zwar keine Kohlenhydrate. Sie verlangsamen aber den Fettstoffwechsel des Körpers, weil sie Körpergifte sind, die mit Priorität noch vor den Zuckerstoffen abgebaut werden. Sie locken Insulin wie die Kohlenhydrate und werden von ihm ebenso zur Energiegewinnung in die Verbrennungskammern der Körperzellen eingebaut. Während dieser Zeit und nach der dann stattfindenden Verbrennung der Kohlenhydrate wird kein Fett vom Körper verbraucht und mehr Fett im Fettgewebe eingelagert.

Sagen Sie einmal einem Alkoholkranken, dass er abends nach 18.00 oder 19.00 Uhr nichts mehr essen soll. Das schafft er leicht. Aber wenn Sie ihm vorhalten, dass er ab dann bis zum

Aufwachen am nächsten Morgen auch keinen Alkohol mehr trinken soll, wird er Sie nur ungläubig groß anschauen. Stark süchtige Raucher stecken die erste Zigarette am Morgen an, wenn sie noch auf der Bettkante sitzen, und machen die letzte Zigarette des Tages aus, wenn sie abends das Licht am Bett löschen. Alkoholkranke haben es da etwas leichter. Wenn nötig, können die meisten von ihnen den ganzen Tag hindurch auf Alkohol verzichten und ihre Arbeit tun. Je früher, desto lieber legen sie dann aber mit dem Konsum alkoholischer Getränke los und hören erst zur Schlafenszeit damit auf. Bis dann einmal nacheinander Alkohol und Kohlenhydrate im Körper verbraucht sind, ist regelmäßig die Nacht rum. Zum Rückzug von Insulin aus der Blutbahn und dem Aufbau des fettabbauenden Wachstumshormons Somatotropin kommt es gar nicht – und damit ist es auch nichts mit „Schlank im Schlaf".

Alkohol ist die „Volksdroge Nr. 1 in Deutschland. Durchschnittlich werden pro Kopf der Bevölkerung jährlich 12 Liter reinen Alkohols konsumiert. Angeblich vertragen Frauen problemlos täglich 20 g Alkohol, Männer das Doppelte. Um 20 g aufzunehmen, braucht es einen halben Liter Bier oder 2 ½ Gläser Wein. Da etwa die halbe Bevölkerung nicht solche Tagesmengen verkonsumiert, bleibt für die andere Hälfte entsprechend viel mehr übrig. Die Zahlen der Drogenbeauftragten der deutschen Bundesregierung, dass (nur) 9,5 Millionen Menschen in Deutschland regelmäßig Alkohol in gesundheitlich riskanten Mengen konsumierten und (nur) 1,3 bis 2,5 Millionen Menschen alkoholabhängig seien, scheinen mir daher viel zu tief gegriffen zu sein. Es scheint politisch nicht opportun zu sein, die wahre Dimension der gesellschaftlichen Auswirkungen des übertriebenen Alkoholkonsums bekannt werden zu lassen. Schließlich ist der Alkoholkonsum auch ein Wirtschaftsfaktor und auf die deutsche Branntweinsteuer mit 2 Milliarden sowie die Biersteuer mit 700 Millionen Euro jährlich will der Staat auch nicht verzichten. Was ist das doch auch für eine irrsinnige Politik, Körpergifte und Schadstoffe mengenmäßig zu besteuern. So wird ihr Massenkonsum für den unterfinanzierten Staat doch immer unverzichtbarer!

Setzt man nicht wie die Methode „Schlank im Schlaf" allein auf die Möglichkeit des Fettabbaus im Schlaf, sondern berücksichtigt man auch, dass es nach einem Rückzug von Insulin dank Adrenalin auch tagsüber zu intensivem Fettabbau kommen kann, zeichnet sich selbst für den stark alkoholgewöhnten Menschen mit dem System der Essenspausen eine gute Möglichkeit zum Abbau seines Übergewichts ab. Der Erfolg setzt dann aber voraus, dass tagsüber stark kohlenhydrathaltige Speisen weggelassen werden, damit kein Insulin gelockt wird.

Manches Gewichtsproblem löst sich durch übertriebenen Alkoholgenuss allerdings von selbst, weil Alkohol im Übermaß genossen Hunger und Appetit ausschaltet. Wer dann zwar die ganze Nacht gebraucht hat, um den Alkohol abzubauen, wacht morgens meist ohne Hunger auf und isst auch tagsüber sehr wenig. Dahin kommt es aber erst nach längerem, wirklich starkem Alkoholmissbrauch. Die meisten Menschen, die es nur regelmäßig mit dem Alkohol deutlich übertreiben, aber immer noch die Formen wahren können, haben ihrer Alkoholgewöhnung ihr Übergewicht zu verdanken. Bestes Beispiel ist der notorische Bierbauch der Männer, dem mit dem System der Essenspausen mit bester Aussicht auf Erfolg der Kampf angesagt ist

e) Keine temporären Diäten

Worauf man sich ganz besonders gar nicht mehr einlassen muss, steht in der obigen Liste an erster Stelle: Vergessen Sie alle temporären Diäten. Vergessen Sie darüber hinaus auch die Programme zur nachhaltigen Ess- und Lebensweise, die Ihnen mehr abfordern, als nötig ist. Die Einhaltung von Essenspausen, die Aktivierung der Esskontrolle durch Serotonin und die Verarbeitung etwa vorhandener, störender psychischer Probleme ist alles, was es braucht. Was sollen wir uns auch mit ungezählten anderen Lösungsvorschlägen ins Benehmen setzen, wenn die sorgfältige Ermittlung aller Bedingungen zum richtigen, sogar zum *einzig* richtigen Weg geführt hat?!

Welcher Wust an Diätvorschlägen da im Laufe der Jahre über uns eingebrochen ist, zeige ich nur interessehalber einmal in einer blind gewürfelten Übersicht (Kästchen) auf, wobei nicht gesagt ist, dass mir nicht noch ein paar entgangen wären:

Abnehmen mit Genuss • Abnehmen mit Vernunft • Apfelessig Diät • Atkins Diät • Ayurveda Diät • Trennkost Diät • Hollywood-Diät • Hypnose-Diät • Fatburner Diät • Fit-for-Fun-Diät • Brigitte-Diät • Kartoffel Diät • Schoko Diät • Sauerteig Diät • Chipliste (Smiley System) • Kohlsuppen-Diät • New York Diät • South-Beach-Diät • Ananas-Diät • Mittelmeer Diät • Apfelessig-Diät • FdH-Diät • Anabole Diät • Kartoffel-Diät • Fit For Life Diät • Pfundskur Susan Powter Diät • Dr. Haas-Erfolgsdiät • Evers Diät • Waerlandkost Eier-Diät • 3D Diät • Null-Diät • LOGI-Methode • Lutz Diät • Low Carb Diät • Low-Fat-Diät • BCM-Diät • Optifast 52 • Scarsdale-Diät • Kensington-Diät • Glyx-Diät • Montignac-Diät • Almased-Diät • Molke-Diät • Markert-Diät • Kfz Diät • FX Mayr Diät • Abnehmen mit Heilpflanzen • 24-Stunden-Diät • Dr. Strunz Diät • xxwell. com • Die neue Markert Diät • Bier Diät • Wandmaker Diät • Kartoffel Diät • Original Reis Diät • Sieben-Tage-Körnerkur • Gayelord-Hauser-Diät • Scarsdale Diät • Humplik Kur • Max Planck Diät • Punktediät (Weight Watchers) • Toronto Diät • Green Coffee Diät • Blutgruppendiät • Dukan Diät • Dinner Cancelling Formula-Diät • Stress Diät • Quarktage Diät • Fratzer-Diät • Gen-Diät • Intermittierendes Fasten • Ketogene Diät • Krebsdiät • Kreta-Diät • Markert Diät • Polymeal Diät • Pritkin Diät • Rotationsdiät Sears Diät • The Hacker's Diet • Steinzeiternährung (Paläo-Diät) • Volumetrics Diät • Vollweib Diät • Brigitte-Diät • 2012 Shot for Slim Diät • Die 17-Tage-Diät • Simplify-Diät • Die Nebenbei-Diät • Das Plus-Minus Prinzip • Die Schoko Diät

Muss einem da nicht schwindlig werden?

Wie schon gesagt, führen die Insulin-Diäten (Glyx-Diät, Logi-Methode, Lutz Diät, „Schlank im Schlaf", Plus-Minus-Prinzip), besonders aber die KFZ-Diät nach Adam schon in die richtige Richtung der Beachtung der biochemischen Voraussetzungen der

Beseitigung von Körperfett. Sie stehen mit der Berücksichtigung der hormonellen fettabbauenden Wirkungen auf allein richtigem Boden. Wie schon einleitend gesagt, bieten aber auch sie keine Lösung für das Hungerproblem und haben keine ausreichenden Antworten zur Behebung der besonderen psychischen Auslöser für das unkontrollierte Essen, die Esssucht im engeren Sinne.

Sie werden fragen, wie sich meine negative Bewertung der Summe der Diätvorschläge mit der Tatsache verträgt, dass es ganz offensichtlich doch einige Menschen in der Befolgung ihrer Ratschläge geschafft haben, erheblich abzuspecken. Ich meine nicht die ständigen verlogenen Berichte über etwa 10 kg Gewichtsverlust in 14 Tagen und 30 kg in ein paar Monaten, die unterschlagen, dass alsbald nach dieser Zeit das Gewicht wieder hochschnellte. Ich meine Fälle, wie sie die fleißige Medizinjournalistin **Brigitte van Hattem** („Minus 100 Kilo???") gerade zur Beantwortung der Frage, welche Diäten denn wirklich helfen, aus 60 Berichten über Fälle erfolgreichen und nachhaltigen Abnehmens vorgestellt hat, die sie in 5 Jahren gesammelt hat. Genutzt wurden von diesen an der Zahl eigentlich wenigen Glücklichen Dutzende verschiedener Diäten, immer mit durchschlagendem, nachhaltigem Erfolg. Die Autorin hat ihre Geschichten bzw. die genutzten Diäten in Kapitel nach folgenden Kriterien eingeteilt: ausreichend Bewegung, Training im Studio, Abnehmgruppen ohne und mit Ersatzmahlzeiten, Internetkontakte, fettarme oder kohlenhydratarme Ernährung, Eingriffe in den Fettstoffwechsel und exotische Wege.

Die Erkenntnis, dass tatsächlich bei jeder dieser Diäten nachhaltige Erfolge möglich sind, spricht Bände, allerdings nicht in dem Sinne, wie es die Autorin meint. Sie geht davon aus, dass alle diese Regelwerke und die unterschiedlichen Vorschläge für Ernährung und Bewegungsverhalten einen treffenden Inhalt hätten, so dass es fast beliebig ist, für welchen man sich entscheidet. Aber das ist ein Fehlschluss.

Alle herangezogenen Diäten verlangen ein kontrolliertes Essen, in aller Regel wird ausdrücklich bestimmt, dass man nicht mehr als drei Mahlzeiten am Tage essen soll und nichts dazwischen. Aber da sind wir doch schon bei den Essenspausen! Die Autorin fragt meistens, nicht aber in allen Fällen, nach dem Bewegungsverhalten ihrer Gesprächspartner. Wo sie fragt, zeigt sich, dass ihre Gewährsleute sich mit der Umstellung auf das neue Essverhalten auch angewöhnt haben, sich mehrfach in der Woche sportlich auszupowern. Damit sind wir auch bei einem der beiden Hauptwege für den Anstoß zum körpereigenen Aufbau des Esskontrollhormons Serotonin, das dem Hunger seine Gewalt nimmt!

Es bestätigt sich, dass es völlig gleich ist, welcher Diät man den Vorzug gibt. Erfolg hat man mit allen von ihnen, wenn man neben der letztlich unwichtigen Befolgung aller möglichen anderen Regeln nur die Essenspausen einhält und so lebt, dass das den Hunger begrenzende Serotonin zentralnervös nicht zu knapp wird. Das heißt per Saldo aber, dass all diese Diäten nur insoweit einen Wert haben, wie sie das System der Essenspausen beinhalten.

Wir können also die unendliche Geschichte der Diäten endlich vergessen, weil wir mit dem simplen System der Essenspausen den wirklich einzigen Weg gefunden haben, den man gehen muss, um abnehmen und sein Gewicht halten zu können – ohne den es aber in keinem Falle funktioniert.

11. Ein offenes Wort über die Kosten

Als Präsident der gemeinnützigen Gesellschaft für Essenspausen e.V. (GfE) bin ich verantwortlich für die Homepage www.essenspausen.de. Dort schreibe ich im ersten Satz des Willkommensgrußes:

„Wir bieten jedem Interessenten eine umfassende *kostenfreie* Information über den wahrhaftig einzigen Weg zum nachhaltigen Abnehmen und Gewichthalten."

Das ist, obwohl später auch von käuflicher nativer Kost und Kosten möglicher Kursteilnahme gesprochen wird, **keineswegs eine Mogelpackung.** Es gibt nämlich neben dem Weg der Nutzung kostenpflichtiger Hilfen für jeden die realistische Möglichkeit, sein eigenes System der Essenspausen ohne auch nur die geringste Geldausgabe erfolgreich in sein Leben zu lassen.

a) Ohne alle Kosten

Das Wissen über die Bedeutung der Einhaltung von Essenspausen zu erlangen kostet wirklich nichts. Im Zweifel findet man alle benötigten Informationen auf der Homepage der GfE.

Um von jetzt auf gleich das System einzuführen, bedarf es der mentalen Dämpfung der Hungergefühle durch das Esskontrollhormon Serotonin. Auch das Wissen darüber, wie ich den körpereigenen Aufbau dieses Hormons anstoße, kostet nichts.

Wenn ich den Weg über das gründliche körperliche Ausarbeiten gehe und Serotonin in seiner Funktion als Stress- und Belastungskontrollhormon locke, brauche ich nicht einmal ein materielles Substrat für seine körpereigene Herstellung. Kosten entstehen also nicht. Trainieren kann ich mit und ohne Geräte auch zuhause. Im Zweifel leiste ich Gartenarbeit oder verlege mich auf stramme Spaziergänge.

Es gibt einige Menschen, die sich sogar ihre native Kost selbst herstellen. Woraus native Kost alles hergestellt werden kann, teile ich sowohl in meinen Büchern wie auch auf der genannten Homepage ausführlich mit. Wer die Mühe nicht scheut, muss sich nur die geeigneten Zutaten besorgen. Aber mit der Freiheit von Kosten ist ja auch nicht verbunden, dass man unbedingt umsonst mit Lebensmitteln wie der nativen Kost versorgt wird.

Besuche ich einen spontan gebildeten Selbsthilfekurs, um in der Gruppe das System der Essenspausen zu verinnerlichen und um es sicher umsetzen zu können, kostet mich das auch nichts.

Fazit: Jeder kann nach dem System der Essenspausen abnehmen und sein Gewicht halten, ohne dafür einen einzigen Cent oder Pfennig ausgeben zu müssen.

b) Mit bescheidenen Kosten

Wer den bequemen Weg über fertig vorbereitete native Kost gehen will, die nur noch ein wenig geschmacklich passend gemacht werden muss und mit Flüssigkeiten herunterzubringen ist, kann sich nach meiner Empfehlung an die von mir entwickelte Aminas® Vitalkost halten oder an andere nach ähnlichem Schema zusammengestellte Mischungen. Verbraucht man täglich nur den einen benötigten Löffel der von mir bevorzugten Mischung, kostet das meist gerade mal 50 Eurocent. Jede Scheibe Schinken zum Frühstücksbrötchen kostet mehr.

Besuche ich den von einem Ernährungsberater oder Angehörigen der Heilberufe geleiteten Kurs, muss ich mich auf eine angemessene Teilnehmergebühr einstellen, die vielleicht aber noch von meiner Krankenkasse übernommen wird. Wie häufig ich zum Kurs gehe, ist meine Sache. In 12 Kursstunden sollte man aber alles umgesetzt haben und reif für eine Zukunft ohne Gewichtsprobleme sein.

Das Esskontrollhormon Serotonin kann ich auch auf den Plan rufen, indem ich mich regelmäßig körperlich ausarbeite. Das in einer Reha-Einrichtung oder einem Fitnessstudio unter fachlicher Anleitung zu tun, ist sehr sinnvoll, wenn es auch einen kleinen Beitrag kostet.

Fazit: Selbst wenn ich alle denkbaren Hilfen annehme, die die Umsetzung des Systems der Essenspausen leichtmachen, sind die Kosten minimal.

12. Ihr eigener Plan

Die nachfolgend in Abschnitt III. dargelegte Vertiefung der Grundlagen des Systems der Essenspausen bringt interessante Details, die das neu gewonnene Wissen über das Abnehmen und Gewichthalten nach dem System der Essenspausen bestätigen und bestärken. Wenn Sie die Lektüre bis hierher geschafft haben, sollten Sie aber jetzt schon in der Lage sein, sich ihren höchst persönlichen Plan für Ihre künftige Ernährung zu machen.

Wenn Sie viel Gewicht abbauen wollen, lohnt es sich, nach meinem Beispiel zum Frühstück und zum Mittagessen allenfalls eine erlaubte Zwischenmahlzeit aufzunehmen, morgens regelmäßig eine Portion nativer Kost, um das Esskontrollhormon Serotonin zu locken. Suchen Sie aus der obenstehenden Liste der erlaubten Zwischenmahlzeiten die aus, die Ihnen gut schmecken und die für Sie praktisch sind, und kaufen Sie so ein, dass Sie jederzeit davon eine Portion zusammenstellen können. Verzichten Sie bei Interesse an ausgiebigem Essen nie auf eine gute volle Mahlzeit am Tage, die Sie je nach Ihren persönlichen Umständen mittags oder am frühen Abend einnehmen. Halten Sie für Notfälle immer erlaubte jederzeit nutzbare Zwischenmahlzeiten parat, so wie ich es mit den Topi Chips® tue. Gleich, wie viel Sie abnehmen wollen, sollten Sie sich nicht quälen, sondern sich mit der einen oder den maximal zwei täglichen Hauptmahlzeiten immer zufrieden fühlen.

Wenn Sie nur den Verlust einiger Kilos im Sinn haben, wird es reichen, dass Sie nur strikt darauf achten, ab sofort nicht erlaubte Zwischenmahlzeiten zu meiden. An den bisher gewohnten zwei oder drei Hauptmahlzeiten brauchen Sie nichts zu ändern.

Wenn Sie unter keinen Umständen abnehmen wollen, aber den gesundheitlichen Wert der Nutzung nativer Kost verstanden haben, spielen Sie doch mit den Möglichkeiten des Verzehrs erlaubter und nicht erlaubter Zwischenmahlzeiten! Sowie es niemals reicht, allein mit der natürlichen Verbesserung der Esskontrolle und der Besänftigung der Hungergefühle abzunehmen, so nehmen Sie auch nicht ab, wenn der Hunger praktisch hormonell weggeblendet wird. Essen Sie reichlich kohlenhydrathaltige Speisen zwischen den angesagten Mahlzeiten, dankt Ihnen Ihr Körper das mit der Auffüllung der Fettdepots. Nehmen Sie ausreichend Proteine auf und absolvieren Sie regelmäßig ein Krafttraining, baut Ihr Körper seine Muskeln auf.

Nach dem System der Essenspausen können Sie sich somit auf ganz einfache Weise Ihr Ernährungsprogramm selbst zurechtschneidern.

III. Vertiefung der Grundlagen

1. Auf- und Abbau von Körperfett

a) Die Kalorienlüge

Als die Menschen anfingen, sich wissenschaftlich mit ihrer Ernährung zu befassen, fanden sie im Maß der Erzeugung von physikalischer Wärme bei der offenen Verbrennung ihrer Nahrung eine Annäherung an die Energie, die wir tatsächlich durch die Nahrung nutzen können. Also zählen wir die Kalorien. Wir folgern, dass die Aufnahme von vielen Kalorien zum Fettaufbau führe und dass eine konsequente Reduzierung der Kalorienmenge den Abbau unerwünschten Körperfetts zur Folge habe. Daher sind bis zum heutigen Tage die Zeitungen voll mit der Anpreisung kalorienreduzierter Diätmaßnahmen. Mit den wirklichen Vorgängen des Energieaufbaus und der Fettverwaltung im Körper hat das aber nichts zu tun. Wir nutzen ja nicht die thermische Energie, die durch die offene Verbrennung unter Sauerstoffzufuhr im Kalorimeter genannten Versuchsofen entsteht. Wir erhalten unsere Bewegungsenergie aus der Nutzung der Energieträger vielmehr durch eine kurzlebige chemische Substanz namens Adenosintriphosphat (ATP), die in den Verbrennungskammern unserer Körperzellen, den Mitochondrien, in einem unerhört komplizierten Verfahren der „kalten" Verbrennung entsteht. Die Körperzellen können, was man heute weiß, wenigstens in einem sehr beschränktem Umfang ATP speichern. Die große Masse ATP, und darum geht es wirklich, wird aber alsbald nach ihrer Entstehung in der körperlichen

Bewegung und der Aufrechterhaltung der Körpertemperatur verbraucht. Durchschnittlich 70 kg ATP entsteht und vergeht bei jedem Menschen am Tag. Unverzichtbar beteiligt an diesem Verbrennungsvorgang sind der durch die Atmung und über die Haut aufgenommene Luftsauerstoff, unsere Energieträger Kohlenhydrate (Zuckerstoffe), Eiweiße (Aminosäuren) und Fett (Fettsäuren) sowie eine Vielzahl von Vitaminen, Enzymen, Mineralstoffen, Spurenelementen und Nebenstoffen.

Die „Energiewährung" des Körpers ist also in Wahrheit das ATP. Die Kalorien sind es nicht. Daher ist die Beobachtung von Experten glaubhaft, dass die hochgewachsenen Massai in Ostafrika bei günstiger Versorgungslage im Sommer täglich an die 20.000 Kalorien mit ihrer Nahrung zu sich nehmen, ohne dick zu werden. Glaubhaft ist auch die Schilderung der bekannten russischen Wissenschaftlerin **Dr. Galina Schatalova**, dass sie bei einem kontrollierten 500 km – Marsch mit einer Gruppe von Studenten, die täglich genau abgezählt nur 400 kcal an Nahrung bekamen, nicht in einem Falle eine Gewichtsabnahme feststellen konnte. Einige Studenten nahmen bei dieser schmalen Kost sogar leicht zu. Frau Dr. Schatalova ist nicht irgendwer. In alten Sowjetzeiten war sie zuständig für die Versorgung der von Baikonur aus ins All geschickten Kosmonauten.

Augenfällig ist, dass das Problem des Übergewichts ein ausschließlich menschliches Problem ist. In der freien Natur ist dafür gesorgt, dass Energieaufnahme und –verbrauch im Lot sind. Der Autor **Dr. H.-U. Grimm** hat in seinem Buch „Die Kalorienlüge" dafür den schönen Satz gefunden, dass man noch nie einen dicken Löwen oder einen fetten Adler gesehen hat. Wenn man genau hinsieht, erkennt man indessen, dass alle Wesen in der Natur ihre Essenspausen einhalten.

Dass der Verzehr von großen Mengen an Energieträgern nicht automatisch zu einer Verfettung des Körpers führen muss, zeigen auch die Menschen, die in Wettbewerben gewaltige Nahrungs-

mengen in sich hineinschaufeln. So verdrückte der damit welt-
berühmt gewordene Kanadier Peter Czerwinski -Künstlername
Furious Pete – in 7 Minuten 2 kg Steak oder 42 Frikadellen
(Hamburgerfleisch) von je 60 Gramm Gewicht in nur 2 Minuten.
Von der unglaublich kurzen Zeit der Nahrungsaufnahme einmal
abgesehen, verblüfft schon die unglaubliche Menge genossener
Nahrung. Wenn wir beim Essen aber nur auf das Faktum der
Passage der Nahrung durch den Körper schauen, übersehen
wir, dass bei solchem Essen von dieser Nahrung kaum etwas
verwertet wird. Aber die gebotene ganzheitliche Betrachtung
verlangt, dass wir auch danach fragen, ob solche Nahrungsmen-
gen überhaupt verstoffwechselt werden können, was natürlich
mit unseren begrenzten körpereigenen Enzymen nicht möglich
ist. Da die Mengen an Pizza, Hamburgern, Hähnchen und all
der anderen Massenkost gekocht, gebacken und gebraten sind
und damit keine funktionsfähigen Nahrungsenzyme mitbringen,
laufen diese Riesenmengen an Nahrung den Körper einfach nur
hindurch. Bei der Durchleitung der Nahrung durch den Körper
spielen physiologische Besonderheiten an den Verschlusstellen
im Verdauungstrakt eine wichtige Rolle. Bei der Überladung des
Magens hilft sich der Körper mit der sog. housekeepers wave,
einer Art Großreinemachen des Magenpförtners, der von Zeit zu
Zeit einfach weit aufmacht, damit der Magen wieder frei werden
kann, um die nicht verarbeitbaren Mengen in den Darm kommen
zu lassen, damit sie am Ende den Körper verlassen können.

All zu leicht machen es sich die Experten, die in Unkenntnis
der Zusammenhänge von Fettaufbau und Fettabbau erklären,
die Menschen seien eben verschieden. Wer viel esse und dennoch schlank bleibe, habe wohl von Geburt an eine Verstoff-
wechslungsschwäche. Sie seien eben „schlechte Futterverwer-
ter". Auch in der Allgemeinheit geistert die Vorstellung, dass
manche Leute eben nicht dick würden, was immer sie auch
äßen. Solche Leute, so dünn wie „Hungerhaken", setzten eben

einfach trotz vielen Essens nicht an. Andere dagegen brauchten ein Stück Sahnetorte oder ein Eisbein nur zu sehen und schon schnelle ihr Gewicht nach oben. Mit der Realität der tatsächlichen Nahrungsaufnahme zur richtigen Zeit hat das nichts zu tun. Wenn ein Dicker seine Kalorienaufnahme effektiv begrenzt, aber laufend zwischen den Mahlzeiten „schnuckert", nimmt er nicht ab.

b) Energieverwaltung von Körper und Gehirn

Fettdepots werden nicht einfach dadurch angelegt, dass man Fett isst. Der Körper ist ja in der Lage, die Energieträger Kohlenhydrate, Fette und Eiweiße untereinander umzubauen. Insbesondere werden überschüssige Zuckerstoffe als umgewandelte Fette den körperlichen Fettdepots zugeführt. Das Zusammenspiel des Angebots an den zur Energiegewinnung benötigten Stoffen, der im Körper entstehenden Nachfrage nach ihnen und ihres Verbrauchs bestimmt, was an aufgenommenen Fettsäuren in den Mitochondrien verbraucht und was in die Fettspeicher der Unterhaut, der Muskeln und der Fettspeicher überall im Körper als Fett eingelagert wird. Der Rest wird dann über Stuhl und Urin ausgeschieden, wenn die Kapazität dafür reicht. Wie die im Körper aufgebauten Energiemengen verteilt werden, wird in von den Wissenschaften noch gar nicht lange bekannten komplizierten Steuermechanismen im **Hypothalamus** tief im alten Zentrum des Gehirns entschieden.

Absolute Priorität hat entsprechend seiner Wichtigkeit die Energieversorgung des Gehirns. Bevor dieses in Gefahr gerät, unterversorgt zu werden, baut sich der Körper eher Schritt für Schritt ganz ab. **Professor Dr. Peters** aus Lübeck spricht daher vom egoistischen Gehirn („Selfish-Brain-Theorie"). Das im Vergleich zum durchschnittlich 70 kg schweren Körper leichte Gehirn von etwa 1 ½ kg Gewicht verbraucht die große Menge von 20 % der gesamten Körperenergie. Das Gehirn benötigt für seinen Aufbau auch Fette und Aminosäuren. Zur Herstellung von ATP dient ihm aber nur der Zuckerstoff Glukose, nur ersatzweise nutzt er die aus Fett- und Aminosäuren in der Leber hergestellten **Ketonkörper**, die ihm Glukose liefern. Anders als die Zellen des Körpers außerhalb des Gehirns ist dieses nicht auf das Transporthormon Insulin angewiesen, das im Körper die Energieträger durch das Blut in die Mitochondrien befördert. Das Gehirn ist nämlich nicht durchblutet. Es schwimmt vielmehr im Liquor, der Gehirnflüssigkeit, über die auch alle benötigten Stoffe an ihre Verbrauchsorte im Gehirn transportiert werden. Dennoch bedient sich das energiehungrige Gehirn auf raffinierte Weise des Insulins. Um Glukose für sich zu reservieren, sendet die Energieverwaltung des Gehirns Botenstoffe wie **Cortisol** aus, die die Produktion von Insulin aus der Bauspeicheldrüse drosseln, das normalerweise Glukose in die Körperzellen verfrachtet. Also kann das Gehirn sich mit seiner Anforderung von Glukose durchsetzen (sog. brain pull).

Die Folge des Abzugs von Glukose aus der Blutbahn ist die Senkung des Blutzuckers, was seinerseits das hungrig machende Hormon **Ghrelin** auf den Plan ruft und zum Essen sowie, wenn nötig, vorbereitend zur Nahrungssuche drängt. Damit kommt alles ins Lot, denn mit Beginn der Nahrungsaufnahme wird wieder vermehrt Insulin produziert, das dann die Kohlenhydrate, Aminosäuren und Fettsäuren aus der Nahrung auf die körperlichen Speicher verteilt. Hält man nach der Nahrungsaufnahme ausreichende Essenspausen ein, kommen nach einer Weile über die Metabolisierung der Nahrung im Dünndarm keine neuen Energieträger mehr ins Blut. Prompt senkt sich der Insulinspiegel. Das hingegen bringt automatisch all die Hormone und Enzyme auf den Plan, die Fettzellen öffnen und aus Fettzellen befreite Fette in die Verbrennungskammern der Körperzellen transportieren. Hat man sich um den natürlichen Aufbau des Esskontrollhormons

Serotonin gekümmert, verliert auch das Hungerhormon Ghrelin seine Kraft. Mit der Herstellung des energetischen Gleichgewichtes insgesamt, der sog. **Homöostase**, ist letztlich der gesamte Auf- und Abbau des Körperfetts im Gleichgewicht.

c) „Dickmacherhormon" Insulin

Wenn ein Mensch seinen Verdauungstrakt Tag und Nacht so beschäftigt, dass der Magen sich nicht regelmäßig nach der Essensaufnahme ganz entleert, sondern so, wie die Nahrung ankommt, neuen Magenbrei in sich aufschichtet, der im Abstand einiger Minuten in kleinen Portionen an den Dünndarm abgegeben wird, kommt die natürliche Energieverwaltung des Menschen durcheinander. Die Bauchspeicheldrüse wird nämlich gezwungen, ständig Insulin zu produzieren, um die Energieträger in die Verbrennungskammern der Körperzellen zu verbringen. Hat der Körper aktuell keinen Energiebedarf (sog. body pull), landen die dennoch angelieferten Energieträger nicht in den Mitochondrien, sondern in den Energiespeichern des Körpers, allen voran das Fett in den Fettzellen.

Insulin hat neben seiner Funktion, freie Energieträger in die Mitochondrien zu befördern, die Funktion, die Fettzellen zu verschließen. Selbst wenn Fettzellen auf das Vieltausendfache ihrer Normalgröße angewachsen sind, hält Insulin sie vollständig verschlossen. Der Körper findet dennoch ein energetisches Gleichgewicht durch die Nutzung von Glukose und Aminosäuren, auch wenn das nicht optimal ist. Die natürliche Fettverwaltung bleibt dabei nämlich außen vor. Es werden nur immer weiter Fette in die Zellen der körperlichen Fettdepots eingelagert. Ein Abbau von Körperfett findet nicht mehr statt. Der Grund dafür liegt in der Funktion der Alpha- und der Beta-Rezeptoren der Fettzellen.

Durch das Andocken von Insulin an den **Alpha-Rezeptoren** der Fettzellen werden diese hermetisch gegen ein Auslaufen mit ihren gespeicherten Fetten verriegelt. Die Beta-Rezeptoren, die bei der Bedienung durch geeignete Botenstoffe die Fettzellen öffnen können, bleiben dabei ungenutzt. Gut bekannt sind zwei solcher Botenstoffe, die über die **Beta-Rezeptoren** die Fettzellen leeren können, wenn Insulin nicht über die Alpha-Rezeptoren alles „dicht gemacht" hat. Das eine Hormon dieser Art ist das **Wachstumshormon Somatotropin** (HGH = human growth hormone), das in der Nacht arbeitet. Das andere ist das bekannte **Stresshormon Adrenalin** der „Fettkiller Nr. 1", der vergleichbare Funktionen am Tage ausübt.

d) Fett aus Kohlenhydraten

Insulin baut aber nicht nur das an Fett in die Fettzellen ein, was als solches mit der Nahrung in den Körper gekommen ist. Ist reichlich Energie in der Nahrung vorhanden, wandelt der Körper Kohlenhydrate, Einfachzucker, wie Glukose und Stärken, in Fettmoleküle um. Man muss wissen, dass sich alle Kohlenhydrate aus Kohlenstoff-, Wasserstoff- und Sauerstoffatomen zusammensetzen. Fette haben aber genau die gleichen Baustoffe wie die Kohlenhydrate, nur in anderer Zusammensetzung. Darum auch können Zuckermoleküle leicht in Fett umgewandelt werden und so als Energiespeicher dienen. In der Leber wird Fett dann wieder in Zucker (Glukose) umgewandelt, das die Basis für den Aufbau der Körpernergie ATP in den Mitochondrien bildet.

Mit 90 % Anteil am Fettvorkommen sind die **Triglyceride** (Neutralfette) die weitaus am meisten vorkommenden Fette, daneben sind von gewisser Bedeutung die Cholesterine, fettlösliche Vitamine und Phospholipide. Kennzeichnend für die Triglyceride ist, dass ihr Kern aus einem Gycerinmolekül besteht, das mit drei Fettsäuren verbunden ist. Kommen mit der Nahrung mehr Kohlenhydrate an, als der Körper aktuell verbrauchen kann, werden diese in der Leber zu Triglyceriden umgebaut und in die Blutbahn gegeben, wo Insulin sie aufgreift und in die Fettzellen des Körpers stopft.

Sehen Sie, wie vordergründig die Werbung für die „**Fatburner**" unter den Abnehmmitteln ist, deren einzige nennenswerte Leistung darin besteht, in der Nahrung vorhandene Fette zu etwa einem Drittel des Aufkommens chemisch zu binden, damit es einfach ausgeschieden werden kann?! Und wer alles Fett in der Nahrung weglässt, kriegt doch „sein Fett weg", weil sein Körper es aus Kohlenhydraten aufbaut! Diesem Fettaufbau kann man nie ganz entgehen. Also muss man sich darum kümmern, dass auch der Fettabbau gelingt!

e) Wachstumshormon Somatotropin (HGH)

Einen bedeutenden Beitrag zum natürlichen Abbau überschüssigen Körperfetts leistet bei richtiger Essweise das Wachstumshormon Somatotropin (HGH = human growth hormone).

Somatotropin wird im Schlaf in der Hirnanhangdrüse gebildet. Im Erwachsenenalter wird es nicht mehr für das Längenwachstum des Körpers gebraucht. Es hat aber zusätzlich die Funktion, in Abwesenheit seines Gegenspielers Insulin Fettzellen zu öffnen, indem es die Beta-Rezeptoren der Fettzellen besetzt. Der vom Körper selbst aus den Aminosäuren Lysin und Methionin aufgebaute Stoff L-Carnitin und das auch vom Körper selbst erzeugte Coenzym A befördern dann die aus den Fettzellen befreiten Fette in die Mitochondrien.

Sorgt man durch spätes schweres Essen oder durch Alkoholaufnahme dafür, dass sich Insulin die ganze Nacht durch im Blutstrom aufhält, geht man an dieser guten Möglichkeit, den Fettpolstern zu Leibe zu rücken, vorbei. Das System der Essenspausen trifft sich, wie schon angesprochen, an diesem Punkte mit der Methode „Schlank im Schlaf", die sich allerdings zu Unrecht mit der Betonung allein dieses Weges der Fettverbrennung begnügt.

f) Stresshormon Adrenalin

Stress hat grundlegend wichtige Funktionen im Leben. Er fordert den Menschen heraus, aus möglicher Lethargie zu erwachen und aktiv zu werden. Wenn der Stress nicht überhandnimmt und zum Problem wird, ist er auch ein wichtiger Teil einer funktionsfähigen Energieverwaltung des Körpers. Das bedeutet indes nicht, dass man großen Stress suchen soll, um besser abnehmen zu können, obwohl das zweifellos funktioniert. Jeder kennt die überschlanken nervösen Typen, die ständig in Bewegung sind und essen können, was sie wollen, und doch nie dick werden. Der Grund dafür ist ihr ungesund hoher allgemeiner Stresslevel. Fachleute reden vom Eu-Stress, dem „guten" Stress, und dem Dis-Stress, seiner „bösen" Überhöhung. Denken Sie an die oben erwähnte stressabbauende Wirkung des Botenstoffes Serotonin. Stress, befeuert durch die Stresshormone Adrenalin, Noradrenalin, CDH, Cortisol und Testosteron, kann sich zur gefürchteten sog. **Stresskaskade** aufbauen. Ohne die Wirkung des Anti-Stress-Hormons Serotonin kommt man aus diesem Tosen nicht heraus und wird Opfer der bekannten Stresserkrankungen von psychischen Störungen bis zu Kreislaufproblemen und Diabetes zu Herzinfarkt und Hirnschlag.
Wichtig zu wissen ist, dass jeder, auch schon der geringste Stress, mit der Ausschüttung des Stresshormons Adrenalin

Hand in Hand geht. Der Verbrauch von freien Fetten aus der Nahrung wird in belastenden Stresssituationen durch das Adrenalin besonders stark angekurbelt. Zudem erhöht sich durch Stress der Grundumsatz. Durch Andocken von Adrenalin an den Beta-Rezeptoren der Fettzellen werden gespeicherte Fette zum Auslaufen gebracht. Der Weg ist derselbe wie beim Wachstumshormon Somatotropin. Adrenalin belegt zwar ebenso wie Insulin auch die Alpha-Rezeptoren. Man hat aber festgestellt, dass dies nicht den Erfolg der Öffnung der Fettzellen durch das Andocken an den Beta-Rezeptoren hindert, wenn durch den Rückzug von Insulin die Weichen allgemein auf Fettfreisetzung gestellt sind. Diese Abläufe sind gut bekannt, wenn sie auch noch nicht bis in alle Details verstanden sind.

Die Einhaltung langer Essenspausen erweist sich auch hier als die unerlässliche Bedingung für die Reduzierung von gespeichertem Körperfett. Weil wir in der heutigen Welt weit weniger Muße kennen als in der Vergangenheit, hat der Stress heute bei vielen Menschen überhandgenommen. Die ersten Voraussetzungen für einen regelmäßigen Abbau überschüssigen Körperfetts sind damit mehr als erfüllt. Wie leicht könnten all die stressgeplagten Menschen aber wirklich effektiv abnehmen, wenn sie durch die Einhaltung der Pausen zwischen den Mahlzeiten das Insulin aus dem Blutstrom zurücknähmen, das diesen Effekt unmöglich macht! Die Menschen, die sich vom Aufstehen bis zum Zubettgehen ständig am Essen halten, sind doppelt betroffen. Sie sind stressgeplagt u n d übergewichtig!

g) Schilddrüsenhormone

Das Schilddrüsenhormon T3 trägt bei zur Beschleunigung der grundlegenden Abläufe bei der Energieerzeugung (höherer Grundumsatz). Daher kommt es bei Normalisierung der T3-

Versorgung oder bei seiner Erhöhung zu einem Mehrverbrauch an Nahrungsfetten und damit gewissen indirekten Gewichtsverlusten. T3 dockt aber nicht an den Betarezeptoren der Fettzellen an und verringert daher auch nicht das einmal gespeicherte Körperfett.

Mit Schilddrüsenhormonen abnehmen zu wollen, ist daher ein Irrweg. Umgekehrt ist der Mangel an Schilddrüsenhormonen nicht der Grund für den Aufbau von Fettpolstern, wie oft gemutmaßt wird.

2. Esskontrollhormon Serotonin und native Kost

a) Volle Aufschließung der Mikronährstoffe

Es gibt keinen Grund, sich wegen der sicheren Verfügung über die Inhaltsstoffe unserer Nahrung, insbesondere aller 21 Aminosäuren, und die vielen Mikronährstoffe und den aus ihnen im Körper hergestellten Hormonen und anderen Funktionsstoffen verrückt machen zu lassen. Sie sind nämlich durchweg nicht rar. Gerade unsere herkömmlichen pflanzlichen Lebensmittel beinhalten bei Beachtung einer gewissen Variation alle Substanzen, die wir für den optimalen Ablauf aller natürlichen Stoffwechselprozesse brauchen. Eher müssen wir uns darum kümmern, dass die Lebensmittel richtig behandelt werden und zur richtigen Zeit in den Körper kommen. Durch die Erfahrungen mit der nativen Aminas® Vitalkost wissen wir, dass es das wichtige Zeitfenster des leeren Magens für die Aufnahme nativer Nahrung gibt, das eine fundamental bessere Ausnutzung der enthaltenen Vitalstoffe sichert. Auch dies hängt zusammen mit der Einhaltung ausreichender Essenspausen, weil sich dieses Zeitfenster erst nach längerer Essenspause öffnet.

Nur wenn nach längerer Essenspause Magen und Darm frei geworden sind, besteht für einen gewissen Zeitraum die Möglichkeit, in Flüssigkeit verlöste (dispergierte) im Kern feinst gemahlene Pflanzenkost so aufzunehmen, dass sie ohne Aufenthalt im Mundraum, in der Speiseröhre und im Magen direkt den Magenpförtner durchlaufen und ergiebig die großen Flächen der Verdauungsschleimhaut des Dünndarms besetzen kann. Weil bei dieser rohen Kost das Gros der Nahrungsenzyme funktionsfähig erhalten ist, ergibt sich eine totale Ausnutzung dieser Nahrung, wie dies zu keiner anderen Zeit und mit keiner anderen Nahrung je möglich ist.

Enzyme sind lebensnotwendige Eiweißstrukturen, deren Aufgabe es u.a. ist, organische Zellen auf- und abzubauen. Sie sind Bio-Katalysatoren, die sich in dieser Arbeit nicht verbrauchen. So wie es der Enzyme bedurft hat, die Zellen der Nahrungspflanzen – vorwiegend aus Wasser, Aminosäuren und Mineralstoffen – aufzubauen, so werden sie auch gebraucht, um die Zellen der Nahrungspflanzen nach der Ankunft im Dünndarm in ihre Mikro- und Nanobestandteile zu zerlegen. Nehmen wir rohes Obst oder Gemüse zu uns, so werden bis zu 70% dieser Kost bereits mit Hilfe der darin enthaltenen Enzyme verdaut. Tiere in freier Wildbahn, deren Nahrung nicht erhitzt wurde, kennen in aller Regel keine Verdauungsprobleme, weil ihre Nahrung sehr enzymreich ist. Die körpereigenen Enzyme aus Leber und Bauchspeicheldrüse erbringen beim jungen Menschen die restlichen 30 % der Verstoffwechslungsleistung. Leider nimmt die körpereigene Produktion von Verdauungsenzymen im Laufe des Lebens stark ab, wodurch der Verzehr von Anteilen an enzymreicher roher Nahrung zum großen Gesundheits- und Überlebensfaktor wird, wenn die Ratio zwischen den Nahrungsenzymen zu den körpereigenen Enzymen von 7 : 3 auf 9 : 1 oder noch weniger heruntergeht. Es geht der Spruch um, dass der Tod der Enzyme dem Ende des menschlichen Lebens vorhergeht.

Mit der Masse der heutzutage von uns Menschen verzehrten Nahrung, die ja fast ausschließlich gekocht, gebacken oder gebraten ist, kommen wir da nicht weit. Schließlich ist bekannt, dass eine längere Aussetzung der Nahrung mit hohen Temperaturen nicht nur viele Vitalstoffe wie u.a. Vitamine drastisch reduziert, sondern dass die unerlässlichen Nahrungsenzyme oberhalb von 55 ° C all ihre Fähigkeit zur Aufschließung der Nahrung verlieren.

Wird einem angesichts dieser Tatsachen nicht auf Anhieb klar, warum Menschen im Alter rapide ihre Lebenskraft verlieren?! Und doch zerkochen die meisten alten Menschen gnadenlos all ihre Nahrung, bis sie schön weich ist. Rohkost zerbeißen sie nicht bis auf die letzten Zellen. So bleiben die Inhalte der Zellen unerreichbar. Nach richtiger Auffassung (Müller-Burzler) braucht es ein 150-faches Zerkauen jeden Bissens Rohkost, um seinen gesamten Inhalt zugänglich zu machen. Ohne diese mechanische Öffnung fault er in der endlos langen Darmpassage vor sich hin und sondert giftige Gase ab, die die Darmwände schädigen. Nur weiches Obst verzehren alte Menschen meist in ausreichender Menge. Dabei kommt es für eine komplette Ernährung unverzichtbar und besonders an auf die Proteine, die Bausteine des Lebens, die sich in Obst fast gar nicht finden. In der von mir propagierten nativen Kost bilden Getreide oder getreideähnliche Samen wie Amaranth und Quinoa die Basis, die mit ca. 14 % einen hohen Eiweißanteil haben. Sie sind übrigens in ihren Enzymen (Acetylesterase) thermoresistenter als die Nahrungsenzyme anderer vergleichbarer Lebensmittel.

Die native Kost, die keine gesonderten Geschmacksträger enthält, sollte unbedingt nach persönlichem Gusto geschmacklich aufgewertet werden. Selbstverständlich kann man sie auch inhaltlich durch wertvolle Zutaten weiter bereichern. Es spricht nichts dagegen, sie mit Früchten, Wässern, Smoothies oder Honig zu vermischen. Eine interessante Bereicherung ist eine Messerspitze Ingwerpulver.

Ob man die inhaltsreichen Algen, voran Spirulina und Chlorella hinzugibt, ist gut zu bedenken. Geschmacklich kann man damit nichts verbessern, im Gegenteil. Wenn man Chlorella beifügt, muss man wegen seiner Fähigkeit, Schadstoffe, wie giftige Schwermetalle auszuleiten, mit Anfangsverschlimmerungen rechnen, weil dadurch auch Stoffe aktiv werden, die bis dahin im Körper abgekapselt waren.

b) Stärkung der Immunabwehr

Ein höchst angenehmer Nebeneffekt des Verzehrs nativer Kost auf leeren Magen ist die Verbesserung der Nährstoffversorgung der großen Dünndarmflora. In den Tiefen der Abschnitte des Krummdarms (Jejenum) und des Leerdarms (Ileum) des ca. 5 m langen Dünndarms lebt das Gros der rd. 1 ½ kg wiegenden, aus Trillionen einzelner Bakterien bestehenden Dünndarmflora. Außer beim Verzehr fein gemahlener Nahrung am Ende einer Essenspause kommen dort kaum jemals ausreichende Mengen an Vitalstoffen an. Das ist sehr bedauerlich, weil diese Vitalstoffe von den Darmbakterien dringend benötigt werden, damit sie ihre Aufgabe erfüllen können, geschätzt 80 % der im Körper verfügbaren Antikörper (IgA) herzustellen (20 % bringt die Milz). Diese Antikörper durchwandern den ganzen Körper und lagern sich in alle Schleimhäute ein, wo sie einen fast perfekten Schutzmantel gegen Viren, Bakterien und Pilze darstellen (unterstellt, dass es Viren wirklich gibt). Ich bin überzeugt, dass es allein dieser Effekt ist, der mir nach nun mehr als zehnjähriger regelmäßiger Nutzung nativer Kost meine alte leichte Erkältungsneigung genommen hat. In all diesen

Jahren habe ich nicht einmal mehr einen Schnupfen oder gar eine Grippe erlebt.

Wie bereits oben erwähnt, wird Nahrung, die erst im Magen festgehalten wird, in einem sehr langatmigen Prozess gesäuert und wieder neutralisiert, bevor sie dann jeweils alle drei Minuten einmal mit nur etwa 2 % des gesamten Nahrungsbreis des Magens durch die feine Öffnung im Magenpförtner in den Dünndarm gespritzt wird. Diese Portion Nahrung, das hat das **Institut Montignac** in Paris ermittelt, wird bereits auf dem ersten Meter des Dünndarms fast ganz verstoffwechselt. Für die große Darmflora bleibt da nichts übrig.

c) Serotoninaufbau durch nüchternen Verzehr nativer Kost

Serotonin wurde erst 1948 von **Rapport** entdeckt, obwohl es das älteste aller bekannten Körperhormone und zugleich der älteste aller bekannten Botenstoffe im Gehirn ist. Erst in den 90er Jahren wurde es intensiv beforscht. Zuvor hatte der Fokus des Interesses der Endokrinologen und Hirnforscher fast allein beim Schlafhormon Melatonin gelegen, das angeblich der „Regler aller Regler" (Pierpaolo und Regelson) sein sollte. Seither weiß man, dass es das **Schlüsselhormon Serotonin** (key hormone/hormone of the nineties) ist, das im Gehirngeschehen so umfassende Aufgaben wahrnimmt wie alle anderen Botenstoffe zusammen, und dass es zudem den Einsatz der anderen Botenstoffe (auch Dopamin und GABA) moduliert. Das ganze System der hormonalen Selbstkontrolle des Gehirns wird umso rätselhafter, wenn man bedenkt, dass es mehr als 15 verschiedene Serotoninsequenzen mit jeweils eigenen Rezeptoren überall im Gehirn an den Nervenendungen gibt, die sogar teils gegensätzliche Funktionen erfüllen. Und da reden manche Forscher schon davon, das Gehirn nachzubauen!

Eine Fülle von gesundheitlichen Störungen beruht nach gesicherten Erkenntnissen maßgeblich auf der zentralnervösen **Unterversorgung mit Serotonin**. Zu nennen sind neben der fehlenden Esskontrolle insbesondere fehlendes allgemeines Wohlbefinden, mangelnde Stressbewältigung, Nervosität, Intoleranz, Aggressivität, fehlende Wachheit und Konzentration, chronische Müdigkeit, Erschöpfung, Schlafstörungen aller Art, Migräne, Dauerkopfschmerz, Fibromyalgie, Depressionen, Burnout, Angstzustände, Zwangsverhalten, Beinzittern (restless leg syndrome), fehlende Kontrolle von Impulsivität, Sexualität. Viele dieser Störungen beruhen auf der dualen Beziehung zwischen dem Kontrollhormon Serotonin und dem aktivierenden Hormon Dopamin, das im Gehirn bei Knappheit von Serotonin nicht in ausreichender Menge ausgeschüttet wird. Serotonin unterbindet auch das Aufkommen eines Selbsttötungsdrangs.

Es ist als gesichert anzunehmen, dass die ausreichende Verfügung über den Botenstoff Serotonin wesentlich dazu beiträgt, uns all die genannten gesundheitlichen Störungen vom Leib zu halten. Allerdings darf man nicht annehmen, dass eine Verbesserung der Versorgung damit gleich alle einmal entstandenen Störungen beseitigt. Die Störungen hinterlassen nämlich sichtbare Spuren, etwa neue neuronale Verschaltungen im zentralnervösen System, die meist ohne intensive therapeutische Bemühungen nicht zu beseitigen sind (Bauer). Vor einigen Jahren erst hat man festgestellt, dass unser Gehirn bis ins höchste Alter in der Lage ist, neue neuronale Verbindungen herzustellen. Es lohnt sich daher, nicht nur im Interesse der Abwehr von Alzheimer und Parkinson sein Gehirn beschäftigt zu halten.

Die native Kost, die den zentralnervösen Serotoninaufbau fördert, ist weder ein Heilmittel noch ein Placebo. Wird sie richtig verzehrt und liegen nicht ausnahmsweise Hemmnisse vor, die den Aufbau von Serotonin stören können (Schwachstelle Genick mit der Störung der Informationsweiterleitung aus dem Bauchraum ins Gehirn), treten die Wirkungen der bereits eingehend beschriebenen Erleichterung der Esskontrolle automatisch ein. Physiologisch geschieht dabei Folgendes: Die starke Verstoffwechslung der fein gemahlenen nativen Kost auf der durch innere Auffaltungen durch die sog. Kerckring´schen Falten, Zotten und Mikrozotten der Darmschleimhaut auf mehrere hundert Quadratmeter vergrößerten Verdauungsfläche des Dünndarms löst auf den von der Wissenschaft dort entdeckten Abermillionen von **Chemosensoren** ein starkes Verstoffwechslungssignal aus, das **parasympathisch** dem Esskontrollzentrum im Hypothalamus gemeldet wird. Dieses Signal erzwingt durch einen in der Biochemie Chemotaxis genannten Vorgang eine Wanderung der Bausteine für den Aufbau von Serotonin in den Raphe-Kerne genannten Drüsen des Stammhirns und in der Folge die Begrenzung des Hungergefühls im Esskontrollzentrum des Hypothalamus.

Ein solches starkes Verstoffwechslungssignal ist anders als durch den nüchternen Verzehr nativer Kost nicht zu erzielen. „Normale" Nahrung wird, wie geschildert, vom Magen festgehalten, der sie erst nach langatmiger Behandlung in kleinen Portionen an den Dünndarm abgibt. Wie gesehen, kommt es wegen der Bedeutung der Enzyme für das starke Verdauungssignal darauf an, dass die native Kost im Kern roh ist. Diese Nahrung muss nach meinen Versuchen mit unterschiedlichsten Zutaten auch eine gute Portion Proteine beinhalten, ohne die kein starkes Signal entsteht. Ich gehe davon aus, dass dies daran liegt, dass durch das schnelle Aufbrechen der **Proteinkörper** aus den extrem fein gemahlenen Pflanzenmehlen Mengen neuer Nahrungsenzyme frei werden, die erst den großen lawinenähnlichen Ablauf der Verstoffwechslung ermöglichen. Nahrungsproteine sind nämlich nicht reine Ansammlungen von Aminosäuren. Sie beinhalten auch beträchtliche Mengen an Enzymen, Vitaminen und Retentionen von Mineralstoffen, Spurenelementen und sekundären Stoffen.

Neben der Erzeugung des Verstoffwechslungssignals aus dem Dünndarm durch den Verzehr nativer Pflanzenkost auf den nach einer längeren Essenspause leeren Magen erfüllt der nüchterne Verzehr dieser Nahrung neben der parasympathischen Anforderung des körpereigenen Aufbaus des Botenstoffes Serotonin noch eine besondere Bedingung für seinen Aufbau, die mit der Verfügung über den Hauptbaustein von Serotonin zu tun hat.

Serotonin ist in der heutigen Zeit auf Grund der üblichen Essweise und der fehlenden körperlichen Bewegung bei sehr vielen Menschen sehr oft knapp. Man sehe nur die enormen Verschreibungen arzneilicher SSRI, der Serotoninwiederaufnahmehemmer. Der den Wissenschaften bekannte Grund für das häufige Fehlen von Serotonin im Gehirn liegt bei dem für den zerebralen Aufbau von Serotonin benötigten Hauptbaustein, der Aminosäure **L-Tryptophan**. Tryptophan ist durch seine leichte Anbindung an den Eiweißstoff Albumin so sperrig, dass es in der Konkurrenz mit anderen Aminosäuren, die auch im Gehirn gebraucht werden, keine Chance kriegt, die Transportplätze auf den auch für ihn vorgesehenen spezifischen Wegen (carrier) durch die Blut-Hirn-Schranke zu besetzen. Direkt können ja alle Aminosäuren nicht ins Gehirn eindringen. Mit Ausnahme des im Hirn immer knappen L-Tryptophan können die Bausteine für den Serotoninaufbau, wie z.B. Vitamin C, B1, B6 und B 12, aber auch Zink, Selen und Magnesium und ein Cocktail ungesättigter Fettsäuren, sämtlich den zellulären Depots der Gehirnzellen selbst entnommen werden. L-Tryptophan ist aber wegen seiner Probleme, die Blut-Hirn-Schranke zu überwinden, innerhalb des Gehirns regelmäßig knapp und muss daher von außen ins Gehirn gelockt werden. Natürlich wird es aus den hirnnächsten Depots abgeholt werden. Der Erfolg der Abfrage ist dagegen erst sicher, wenn nach längerer Essenspause Magen und Darm und damit auch die Blutbahn von konkurrierenden Aminosäuren frei sind. Ohne Konkurrenz anderer Aminosäuren stört die besondere Sperrigkeit von L-Tryptophan nicht.

d) Appetit, Hunger und Sattwerden

(1) Gefühle verleiten zum Essen

In der Frage der nötigen Begrenzung des Hungers bietet es sich an, die mit dem Hunger und seiner Beseitigung verwandten Phänomene des Appetits und der Sättigung zu erörtern. Wichtig ist das deshalb, weil selbst bei Experten die Dinge blind durcheinandergewürfelt werden. Als Ausgangspunkt nehme ich einmal die Lehre des auch durch das Fernsehen der Öffentlichkeit bekannten Experten Prof. Dr. Schusdziarra, „Satt essen und abnehmen" (S.7), der sagt:

„Einer der ganz wesentlichen Gründe für den Verzehr von Speisen jeglicher Art ist der Wunsch, das Hungergefühl durch das wesentlich angenehmere Gefühl der Sättigung zu verdrängen. "

Als ob wir einen Drang danach hätten, Magendrücken zu erleben! Solche offensichtlichen Fehlannahmen ziehen sich weithin durch die Literatur und geistern auch in den Köpfen der Verbraucher herum. Hunger und Sättigung/Sattheit sind keine direkten Gegenpole, weil eine sättigende Nahrungsaufnahme den Hunger nur zeitweilig besänftigt. Auch Hunger und Appetit überschneiden sich nur zum Teil. Appetit meldet sich nämlich auch dann noch, wenn gar kein Hunger mehr vorherrscht. Fragen Sie doch einmal schwer Übergewichtige, die den ganzen Tag über am Essen sind, ob sie noch Hunger kennen. Sie tun es nicht.

Wenn wir weiter nur über die Sprachbegriffe reden und nicht zum wahren Kern dieser Phänomene vordringen, verstehen wir die Zusammenhänge nicht richtig. Die falschen Schlüsse für das zielführende Verhalten sind damit vorprogrammiert. Zum richtigen Verständnis gehört unbedingt das Wissen, dass alle unsere Gefühle ausschließlich in naturgegebener Bindung an Hormone und Botenstoffe existieren.

Diese materielle Bindung an unsere Biochemie füllt zwar nicht den Inhalt der Gefühle aus, sie lässt auch Raum für ihren geistigen oder spirituellen besonderen Gehalt. Aber außerhalb der Bereiche der nichtwissenschaftlichen Welterklärung müssen wir festhalten, dass Gefühle immer (auch) eine Frage der Chemie sind. Es gibt beispielsweise keine generell glücklich machenden Ereignisse. Weder die Geburt eines Kindes, eine Jobzusage oder ein Lottogewinn machen zwingend glücklich. Das sind psychische Auslöser für die Ausschüttung von Glücksbotenstoffen, mit deren Hilfe dann aber die Freude heftig losbrechen kann. Wehe nur, wenn diese Helfer fehlen! Dann können Menschen mit goldenem Löffel im Mund geboren werden und bleiben doch ihr Leben lang unglücklich, während bettelarme benachteiligte Menschen ihr Leben lang eine dauerhaft positive Grundstimmung aufweisen. Es ist daher auch falsch, die Menschen in geborene Optimisten und Pessimisten zu unterteilen, wie das Generationen lang getan wurde.

(2) Das Streben nach Sättigung

Ohne Zweifel gibt es ein natürliches Streben, nicht nur irgendwelche Nahrung zu essen, weil wir den Hunger loswerden wollen, sondern weil wir das angenehme Gefühl des Sattseins genießen wollen. Jeder kennt das lustbetonte Interesse, besondere „leckere" Speisen zu sich zu nehmen, also den Appetit. Darüber hinaus haben wir aber auch dieses Bedürfnis, uns satt zu essen. Die Assoziationen der Menschen bei diesem Thema sind sehr unterschiedlich. Die meisten genießen das angenehme Füllungsgefühl im Bauchraum, sicher auch, weil in der Zeit des vollen Magens der Hunger wie abgestellt ist. Es erinnert ja auch daran, wie schön es ist, wenn Hungerqualen endlich nachlassen. Aber gibt es wirklich ein originäres Streben danach, Sattheit zu erleben, „sich richtig satt" zu fühlen? Zumindest kann man sich an die Situationen des Sattseins nach gutem Mahl gewöhnen und diese Erfahrung emotional so besetzen, dass man sie gern immer wieder sucht.

Auf der anderen Seite kennen die Gastroenterologen und die Hormonforscher auch das **Sättigungshormon** mit dem schönen Namen **Cholezystokinin**, das über das Erleben des körperlichen Ausgefülltseins durch den vollen Magen hinaus durch seine Arbeit als Gewebshormon im Verdauungstrakt und als Botenstoff im zentralnervösen Esskontrollzentrum das Gefühl der satten Zufriedenheit erlebbar macht. Dieses Hormon lässt dann sogar die Menschen nach ausreichendem Essen eine Sattheit erleben, denen der Magen stark verkleinert oder gar ganz wegoperiert wurde. Die Herstellung der Sättigung unterdrückt, wie gesagt, für eine Weile auch jedes Hungergefühl. Cholezystokinin ist daher nicht nur das Sättigungshormon. Es hat auch die Aufgabe der Hungerbeseitigung, das aber nur zeitlich begrenzt.

(3) Appetit kommt aus der Seele

Während es für den Hunger durch die Wirkung des Sättigungshormons Cholezystokinin eine einfache hormonelle Verbindung zur Sattheit gibt, ist dies beim Appetit eine ganz andere Sache. Der Appetit ist wie ein freier, bunter Vogel, der sich niederlässt, wo er will. Er sucht die Freude am Essen, wobei er keinen Hunger braucht und keine Sattheit fürchtet. Man beobachte nur einmal das Essverhalten der Menschen, die zu Familienfeiern zusammenkommen. Wenn sie sich nach Frühstück und Gabelfrühstück oder Zweitem Frühstück mittags schon richtig satt gegessen haben, folgen alsbald Kaffee und Kuchen oder Tee und Gebäck, wieder gefolgt von einem üppigen vielgängigen Dinner, dem schließlich ein reizvolles Nachtessen mit anschließendem Kaffee und Kuchen folgt. Es passt immer noch was oben drauf.

Die Antriebe des Appetits dringen aus dem Fundus unserer Gefühle, die in der **Amygdala** gespeichert sind, hoch ins Bewusstsein und geben keine Ruhe, bis die Lust am besonderen gewünschten Esserlebnis befriedigt ist. Unter Einschaltung einer ganzen Reihe von **Glückshormonen**, allen voran **Dopamin** und **Serotonin**, wird durch die Gewährung der angestrebten Essenfreuden der **nucleus accumbens**, das **Belohnungszentrum** unseres Gehirns, bedient, das sich im unteren Vorderhirn befindet.

Oft genug werden, auch von Experten, Hunger und Appetit miteinander in einen Topf geworfen. Besonders spricht man bei Stoffen, die den Hunger besänftigen oder abstellen, von „**Appetitzüglern**". Im Wissen um die Kompliziertheit der Antriebe zum gezielten, lustbetonten Essen kann man indes solch einen Fehler kaum machen. Wirkliche Appetitzügler gibt es nämlich nicht. Sie müssten schon an der Grundstruktur unseres ganzen mental-hormonellen Gefühlslebens ansetzen. Es spricht nichts dafür, dass die Wissenschaft da in absehbarer Zeit weiterkommen könnte.

Ist der Appetit nicht mehr beherrschbar, weil die psychischen Antriebe zum Essen aus Frust oder aus Lebensgier sich verselbständigt haben, gibt es derzeit und wahrscheinlich auf lange Sicht keine Pille dagegen. Wenn solcherweise eine **Esssucht im engeren Sinne** vorliegt, gibt es nur die Hilfen aus der Psychotherapie, voran der **kognitiven Verhaltenstherapie**. Wie häufig diese Fälle wirklicher Esssucht sind, ist umstritten. Es wird u.a. behauptet, dass jeder zweite übergewichtige Mensch ein „**emotionaler Esser**" sei. Ich gehe dagegen davon aus, dass wir alle ein wenig geprägt sind durch das verführerische gute Essen, dem wir in der Summe einen sichtbaren Teil unserer Freuden im Leben verdanken – ganz nach dem Wort von Martin Luther, dass „Saufen und Fressen die Lust dieser Welt" sei. Wir können damit aber regelmäßig auch ohne großen therapeutischen Aufwand fertig werden. Wollen wir nicht erst einmal sehen, wie viele oder wie wenige Übergewichtige noch übrig bleiben, wenn wir einmal gelernt haben, wie wir den Hauptfeind der Umsetzung des Systems der Essenpausen, den nackten Hunger, auf natürliche Weise besiegt haben und auch wie wir die Auslöser für Essen aus Frust oder Lust aufgelöst haben? Nach medizinischen Schätzungen bleibt dann immer noch ein verschwindend kleiner Teil von schwer Übergewichtigen, denen wegen genetischer Fehldispositionen nicht geholfen werden kann. Viel bekannt ist darüber nicht. Ich kenne persönlich keinen Übergewichtigen, dessen Probleme nicht greifbarer sind.

(4) Der Hormoncocktail für und gegen den Hunger

Die Wirtschaft ist mit Hilfe der Wissenschaft seit ein, zwei Generationen wild darauf aus, eine medikamentöse Lösung des Problems des Übergewichts zu finden. Bekannt sind inzwischen Dutzende von Hormonen und ähnlichen Steuersubstanzen, die den Hunger beeinflussen. Manches sieht vom Ansatz her ganz einfach aus. So wird in den Fettzellen des Körpers das Hormon **Leptin** hergestellt, das beim nicht übergewichtigen gesunden Menschen das Hungergefühl begrenzt. Dummerweise aber findet sich dieses Hormon besonders reichlich im Blut Übergewichtiger. Ob überhaupt die Verbesserung der Verfügung über Leptin das Problem lösen kann, ist völlig ungewiss. Ähnliches gilt für das Hormon **Ghrelin**, das den Hunger auslöst. Man hat nämlich festgestellt, dass Menschen, die die Menge der aufgenommenen Nahrung beschränkten, sei es in einer Diät oder beim Fasten, höhere Mengen an Ghrelin produzierten. Wie soll man denn da abnehmen können?

Parallel zu diesen Forschungsansätzen ist aber, wie dargestellt, längst gesichert, dass das **Esskontrollhormon Serotonin** sowohl die Aktivität von Leptin wie auch von Ghrelin im Gehirngeschehen vollständig kontrolliert. Die Erfahrung von

vielen zehntausend Nutzern der Aminas® Vitalkost, der vielen
Millionen Nutzer ihres chinesischen Vorprodukts KUIKE®
seit seiner Einführung im Jahre 1985 und auch aller Nachah-
mer zeigen, dass das Problem der Kontrolle des Hungers längst
gelöst ist. Das Hungergefühl ist seither kein Grund mehr, der
den Erfolg des Abnehmens und des Gewichthaltens weiter be-
einträchtigen könnte.

3. Körperliche Bewegung im System der Essenspausen

a) Allgemeine gesundheitliche Vorteile

Richtige Ernährung und ausreichend Bewegung wird in allen
öffentlichen Stellungnahmen in einem Atemzug bei den Bedingungen für ein gesundes Leben genannt. Ganz sicher ist es
wertvoll, unseren Körper über den großen Bewegungsapparat
ständig „in Schuss" zu halten.

Wer dazu in der Lage ist, sollte daher seinen Körper regelmäßig fordern, um „fit" zu bleiben oder es wieder zu werden. Der
Körper profitiert in viel größerem Umfang davon, als allgemein
angenommen wird. Beispielsweise trainiert die Betätigung der
Skelettmuskeln auch die Muskeln tragenden Knochen, die sonst
schwach und brüchig werden (Osteoporose).

Was die Verfügung über den wichtigen Botenstoff Serotonin
angeht, ist, wie schon erklärt, gründliches körperliches Ausarbeiten ein sicherer Weg, den Botenstoff **Serotonin** zur Entstehung zu bringen, wenn es auch die bequemere Alternative
ist, den körpereigenen Aufbau nach dem Aminas-Prinzip in
seiner Funktion als Esskontrollhormon durch den Verzehr nativer Pflanzenkost auf den Plan zu rufen.

b) Begünstigung des Fettabbaus

Zweifellos hat der hohe Energieverbrauch bei intensiver Körperarbeit auch einen starken Einfluss auf die Stoffwechselvorgänge. Körperliche Aktivität ist zudem ein – erwünschter – Stressfaktor, der die Adrenalinausschüttung fördert. Wie erörtert ist Adrenalin noch vor dem Wachstumshormon Somatotropin der wichtigste körpereigene „Fatburner". Adrenalin entsteht täglich aber auch ohne Sport und Körperarbeit. Was nutzen all der Sport und Stress, wenn der Sportler sich nicht an die Essenspausen hält? Einer meiner fleißigsten Sportkollegen in jungen Jahren, in denen ich begeistert Langlauf betrieb, war ein sehr muskulöser, aber auch stark beleibter Sportsfreund, der jahrelang vergeblich darauf hoffte, dass sein regelmäßiger, enorm intensiver Körpereinsatz ihn vielleicht doch einmal schlank machen würde. Auch in meiner Zeit als Leistungsruderer sah ich im Boot immer wieder kräftige, aber auch richtig dicke Sportkollegen, die mit ihrer großen Kraft zwar entscheidende Helfer bei der Erzielung guter Rennergebnisse waren, denen ihr großer Körpereinsatz aber nie eine Reduzierung ihrer Körperfülle einbrachte.

c) Automatischer Bewegungsdrang durch foxa2

Wer regelmäßig seine Essenspausen einhält, wird tatsächlich automatisch beweglicher und aktiver. Der Grund dafür ist, dass sich im Verlauf der Essenspausen das Insulin zurückzieht und parallel dazu ein sog. **Transskriptionsprotein** namens **foxa2** in der Leber bildet, wie **Prof. Dr. Marcus Stoffel** aus Zürich in der sog. Silva-Studie mitteilte. Dieses Protein lässt im Hypothalamus, wo ja allgemein die Energie des Körpers verwaltet und das Essverhalten gesteuert werden, auch aus der Leber stammende Eiweißstoffe (MCH und Orexin) aktiv werden, die dort ihrerseits über die Aktivierung zweier genau bekannter Gene dafür sorgen, dass der Mensch „in die Gänge kommt", also sich auf Nahrungssuche begibt. Dies erfolgt unabhängig von den jeweiligen Gefühlen von Hunger und Sattheit. Der große Wert der Einhaltung von Essenspausen zeigt sich auch hier. Wie so oft bei den Wegen der Natur zu beobachten, treffen alle möglichen Wirkungen zusammen, hier durch die Einhaltung der Essenspausen der Rückzug von Insulin und die Produktion der fettlösenden Hormone wie auch die Herstellung des Proteins foxa2, das auf verschlungenen Wegen den Menschen zu mehr Bewegung antreibt.

4. Wir brauchen wieder eine neue Esskultur

Zur Esskultur gehören mehrere Momente. Der wichtigste ist der Umstand, dass das Essen ein sozialer Vorgang ist. Seit eh und je nahmen die Menschen aller Kulturen ihre Mahlzeiten gemeinsam ein. Tagsüber wurden die Speisen zusammengetragen, danach wurden sie zubereitet und gemeinschaftlich verspeist. So machten es unsere Vorfahren, als sie noch Jäger und Sammler waren. So hielten es auch die Römer in der Zeit des Aufbaus ihres Weltreiches; auch sie aßen nur einmal am Tag, wenn die Arbeit getan oder die Schlacht geschlagen war.

Um gemeinsam essen zu können, gehört es sich, pünktlich zum Essen zu erscheinen. In China und allen umliegenden Ländern sind die Essenzeiten fast heilig. Das Frühstück ist meist nicht viel mehr als eine kleine Nudelsuppe, die zuhause im Kreise der Familie eingenommen wird. Wichtig ist die erste große Hauptspeise, das Mittagessen, das im ganzen Land pünktlich von 12.00 bis 13.00 Uhr stattfindet. Da setzt man sich im Kreise der Familie oder von Arbeitskollegen in die Runde und konzentriert sich auf die vielen leckeren Speisen in den für alle zugänglichen Schüsseln auf dem Tisch. Dabei kümmert sich jeder um das Wohl jedes Einzelnen in der Runde. Großes Thema sind das Essen und sein besonderer Wert. Streitthemen, Reden vom Geschäft und über Politik sind verpönt. Abends wiederholt sich das Ganze noch einmal. „Zwischendurch" isst niemand etwas. Da trinkt man nur hier und da eine Tasse Tee (ohne Kalorien). Unwissende Besucher des Landes machen sich manchmal lustig darüber, dass die Chinesen regelrecht versessen wären auf das Essen. Dabei ist es ihre Esskultur, die sie im Vergleich zu uns viel gesünder hält – und natürlich schlank!

Seit Jahrtausenden haben sich in Asien zusammengerechnet viele Billionen Menschen daran gehalten, niemals außerhalb der landesweit anerkannten Essenszeiten Nahrung aufzunehmen, dafür aber auch immer die Essenstermine einzuhalten und möglichst niemals eine geplante Mahlzeit ausfallen zu lassen. Der Effekt ist, dass ohne Rücksicht auf individuelle Vorlieben und Verträglichkeiten, die es gewiss auch bei Asiaten gibt, von seltensten Ausnahmen abgesehen alle Menschen dort in der Vergangenheit schlank gewesen und es auch heute noch sind. Erst mit dem Aufkommen westlicher Essensweisen gibt es in den Städten häufiger zu beobachtendes Übergewicht. Dort ist ja auch „unser" Fast Food angekommen und selbst das gegenüber dem Original absolut minderwertige „chinesische Essen für Westler", wie es in den westlichen Chinarestaurants nach den besonderen Wünschen der hiesigen Verbraucher entwickelte worden ist.

Bereits diese Erkenntnisse zeigen, dass die Ernährungslehren, die uns vormachen wollen, dass jeder Mensch individuell anders verstoffwechsle, auf dem Holzweg sind. Erbfaktoren können gewiss eine Rolle bei der Verträglichkeit bestimmter Nahrungsinhalte spielen. Beste Beispiele dafür sind wieder die Asiaten mit ihrer verbreiteten Laktosunverträglichkeit ab dem Ende der frühen Kindheit und der ganzen Volksgruppen von ihnen (Vietnamesen) nachgesagten Unfähigkeit, Alkohol abzubauen.

Noch bis zum Ende des Zweiten Weltkrieges war auch überall in der westlichen Welt starkes Übergewicht selten. Man aß allerdings nie zwischen den Mahlzeiten. Die Mahlzeiten wurden sehr streng eingehalten. Das zog sich einheitlich durch alle Schichten der Gesellschaft. Die „feinen" Leute legten gesteigerten Wert auf gepflegtes Verhalten bei Tisch, wozu natürlich auch die peinlich genaue Einhaltung der Essenzeiten gehörte. Aber auch auf dem Land, in den Geschäften, Handwerksbetrieben und in den Fabriken (Kantinen) kamen Inhaber und Mitarbeiter pünktlich gemeinsam an einen Tisch zum Essen zusammen. Als Folge war in dieser Zeit Schlankheit die Regel. Dass früher die Menschen generell eher schlank waren, liegt nicht daran, dass sie zu wenig zu essen bekommen hätten. Sie waren es nämlich in guten wie in schlechten Zeiten. Andererseits hat man heute festgestellt, dass in den westlichen Ländern die Menschen mit geringem Einkommen verstärkt zur Fettleibigkeit neigen.

Kann es vielleicht sein, dass wir in der Menschheitsgeschichte die Ersten sind, die sich mit ihrer Abkehr von jeder sinnfälligen Esskultur ins Unglück gestürzt haben? Kann es sein, dass es wirklich niemals in der Geschichte eine so massenhafte Entgleisung des Körpergewichts bei so vielen Gliedern der menschlichen Gesellschaft gab? Warum machen wir es also den Asiaten oder auch unseren Vorfahren nicht einfach nach? Wir Einzelnen haben zwar kaum eine Chance, die Essgewohnheiten der ganzen Gesellschaft zu ändern, wovon wir alle enorm profitieren würden. Aber das System der Essenspausen zeigt, wie es jeder für sich selbst und als Vorbild für seine Lieben erfolgreich tun kann.

IV. Ausblick

Schön wäre es, wenn die **Politik** in unseren Ländern die großen Vorteile einer allgemein anerkannten Esskultur mit Einhaltung von festen Essenszeiten erkennen und propagieren würde. Wenn die Kinder dies schon in der Schule verinnerlichen würden, könnte das schon in der nächsten Generation zum Standard gehören. Seit einigen Jahrzehnten gefällt sich die Politik in den westlich geprägten Ländern aber in einer umfassenden Selbstbeschränkung in der Verfolgung des Wohls der Allgemeinheit und lässt im Interesse der Wirtschaft sehr viel Wildwuchs zu. Vielleicht ist genau das der tiefere Grund dafür, dass die alte Esskultur untergehen konnte.

Was wir Einzelnen aber auch in Zeiten wie der heutigen tun können, ist, uns zusammenzutun und für die richtige Ernährung im Einklang mit einer sinnvoller Esskultur einzutreten. In beispielhafter Weise tut dies die 1986 von **Carlo Petrini** aus Bra im italienischen Piemont bewusst als Gegenbewegung gegen das uniforme und geschmacklose globale Fast Food gegründete **Slow Food®** Bewegung, die weltweit immer mehr Anhänger gewinnt. Slow Food steht dafür, dass gute Nahrung Aufmerksamkeit und Zeit braucht, dass sie sorgsam zubereitet und mit allen Sinnen genussvoll verzehrt werden soll. Slow Food bemüht sich um die Erhaltung der regionalen Küche überall in der Welt mit unverfälschten heimischen pflanzlichen und tierischen Produkten aus der Region, die naturgerecht hergestellt und fair gehandelt werden. Dazu gehört eine „Neue Gastronomie", für die der Maßstab gilt: *„Buono, pulito e giusto"* – gut, sauber und gerecht. Slow Food steht damit auch gegen das beliebige

Schlingen von Nahrung zu jeder beliebigen Zeit und für die Einhaltung der geregelten Essenszeiten. Bei Slow Food legt man Wert darauf, „geerdet" statt „abgehoben" zu sein, es geht nicht darum, in Bildern des französischen Filmepos „Das große Fressen" -mit **Michel Piccoli** – zu schwelgen. Es geht vielmehr neben der verständigen und feinen Behandlung der Nahrung auch um einen ethisch verantwortbaren Umgang mit ihr. Slow Food steht zudem gegen die Hektik unserer Zeit. Es ist auf der Ebene der Ernährung und seiner Bedeutung für unser Leben Teil der **„Entdeckung der Langsamkeit"** im ganzen Leben, wie sie **Sten Nadolny** in seinem unvergesslichen Bestseller mit diesem Titel beschrieben hat.

Wenn solche alte und wieder neue Esskultur immer mehr verbreitet wird und die neuen Erkenntnisse über den großen Wert der richtigen Nutzung nativer Kost von immer mehr Menschen genutzt werden, wird dies einen durchgreifenden Einfluss auf den gesundheitlichen Status und die gute Ernährung der Menschen in unserer Gesellschaft haben. Schlankheit und körperliche Beweglichkeit werden wieder die Regel sein. Zivilisationskrankheiten nehmen stark ab, das Gesundheitssystem wird wieder bezahlbar. Die damit verbundene bessere Versorgung mit dem Schlüssel- und Wohlfühlhormon Serotonin tut ihren eigenen Teil dazu. Im Ergebnis werden wir weit weniger essen als bisher, aber länger in voller körperlicher und geistiger Frische leben.

Glossar

Adenosintriphosphat	abgekürzt ATP (s. dort)
Aminas Prinzip	die Erkenntnis, dass der Verzehr nativer Kost (s.dort) den Anstoß gibt für den körpereigenen Aufbau des Botenstoffes (s. dort) Serotonin (s.dort)
Aminosäuren	organische Verbindungen, Hauptbestandteile der Proteinkörper (Eiweiße), auch „Bausteine des Lebens" genannt. 20 davon sind Standardaminosäuren, diese und die Aminosäure Selenocystein werden vom menschlichen Körper genutzt. 12 der Standardaminosäuren werden vom Körper bzw. der Darmflora (Bakterien) synthetisiert. 8 sind essentiell, d.h., sie müssen über die Nahrung aufgenommen werden.
ATP	Adenosintriphospat, unsere Körpernergie, s. Mitochondrien
Autopsie	postmortale Untersuchung
Belohnungszentrum	s. nucleus accumbens
Bifidobakterien	eine Klasse für die Darmgesundheit unverzichtbarer Bakterien
Body-Mass-Index (BMI)	gängige Methode der Messung von Übergewicht (kg/m^2)
Botenstoff	(Transmitter) Stoff, der in einem Organismus im Wege chemischer Übertragung Informationen transportiert
Bulimie	Essstörung mit Heißhungerattacken und Gegenregulationen zur Vermeidung von Übergewicht wie künstliches Erbrechen und Fasten
Coaching	mentale Schulung von Personen der Wirtschaft zur Erhöhung ihrer Effektivität
Chemotaxis	biochemisch erzeugte, gerichtete Fortbewegung von Lebewesen, Zellen oder Aufbaustoffen
Cholezystokinin	im Körper (Verdauungstrakt) ein Gewebshormon, im ZNS ein Botenstoff zur Herstellung von Sättigungsgefühlen
Chymus	Magenbrei
Clostridien	(clostridium difficile) krankheitserregende Darmbakterien
Cortisol	im Körper ein wichtiges Stoffwechselhormon, im ZNS als Botenstoff u.a. ein Stresshormon

Dispersion	Zeitwort: dispergieren, in der Biochemie ein Gemenge aus mindestens zwei Stoffen, die sich nicht bzw. kaum ineinander lösen oder chemisch miteinander verbinden
Dopamin	"Glückshormon", wichtiger Botenstoff für die körperliche und seelische Aktivität
Duodenum	dt. Zwölffingerdarm, oberster Abschnitt des Dünndarms vom Magenpförtner (Pylorus) bis zum Krummdarm (Jejenum)
Endokrinologie	Hormonlehre
Endorphine	körpereigene opioide kleine Proteinkörper mit u.a. aktuellen Schmerz blockierenden Wirkungen
Enzyme (früher Fermente genannt)	eine Klasse von Proteinen, die als Bio-Katalysatoren, vielfältige körperliche Auf- und Abbauprozesse, wie auch die Verstoffwechslung, steuern
Epigenetik	die relativ neue Wissenschaft von der Ein- und Abschaltung der Gene im Erbgut, s. auch Transskriptionsproteine
Essstörungen	schwere Verhaltensstörung, die Nahrungsaufnahme und deren Verweigerung betreffend
Fermente	alter Name für Verdauungssäfte, heute Enzyme genannt
Freie Radikale	aggressive Abfallstoffe, die insbesondere bei der Herstellung der Körperenergie ATP entstehen und das Erbgut der Mitochondrien und der Körperzellen schädigen
Gastroenterologie	Diagnostik, Therapie und Prävention von Erkrankungen des Magen-Darm-Trakts sowie der mit diesem Trakt verbundenen Organe Leber, Gallenblase und Bauchspeicheldrüse.
Gastrointestinaltrakt	Magen-Darm-Trakt (Verdauungstrakt)
Ghrelin	ein Hunger und Appetit anregendes Hormon
Glukose	auch Glucose, ein Kohlenhydrat, ist als Monosaccharid die einfachste Zuckerform
Glykämischer Index	Maßeinheit zur Bestimmung der Wirkung eines kohlenhydrathaltigen Lebensmittels auf den Zuckerspiegel und die Insulinausschüttung
Glykogen	ein aus Glukose-Einheiten aufgebauter Vielfachzucker (Polysaccharid)
Granulation	lebensmitteltechnisch Körnung, Beachtung der Partikelgröße
Hormone	lebensnotwendige Steuerstoffe für vielfache Funktionen im Körper (Gewebshormone) und im Gehhirngeschehen (Botenstoffe, Transmitter)
Hypothalamus	ein Abschnitt des Zwischenhirns, der die wichtigsten Steuersysteme des vegetativen Nervensystems beherbergt (u.a. Nahrungsaufnahme, Tag-und Nacht-Rhythmus, Schlaf, Körpertemperatur, sexuelles Verhalten)

Insulin	wichtiges in der Bauchspeicheldrüse gebildetes Hormon, das für den Transport von Energieträgern im Blut und für die Fettverwaltung des Körpers zuständig ist
Interzelluläre Räume	das ganze Bindegewebe des Körpers außerhalb der Körperzellen
Ileum	dt. Leerdarm, unterster Abschnitt des Dünndarms, reicht vom Ende des Krummdarms (Jejenum) bis zur Ilöozalklappe am Übergang zum Dickdarm
Jejenum	dt. Krummdarm, liegt zwischen Zwölffingerdarm (Duodenum) und Leerdarm (Ileum)
Katalysatoren	anorganische oder organische Stoffe, die die Geschwindigkeit chemischer Reaktionen erhöhen, ohne dabei selbst verbraucht zu werden. Enzyme sind organische Biokatalysatoren
Kerckring'sche Falten	nach ihrem Entdecker benannte grobe Auffaltungen des Dünndarms, der durch Zotten und Mikrozotten immer weiter aufgefaltet wird
Ketonkörper	auch Ketokörper, in der Leber gebildete Energiereserve, die einen Glukosemangel ausgleichen kann
Kognitive Verhaltenstherapie	moderne Richtung in der Psychotherapie, die auf die Prozesse des Wahrnehmens, Erkennens, Begreifens, Urteilens und Schließens setzt statt auf die behavioristische Psychologie (Pawlow)
Korpus	Hauptteil des Magens
Krummdarm	s. Jejenum
Leerdarm	s. Ileum
Leptin	ein in seinen Wirkungen noch nicht voll verstandenes, an der Regulierung des Hungers beteiligtes Hormon
MAO-Hemmer	als Antidepressivum genutzt hemmen Monoaminooxidase-Hemmer (auch MAO-Inhibitoren genannt) das Enzym (s.dort) Monoaminooxidase (MAO) und damit wie die Serotoninwiederaufnahmehemmer (SSRI) (s.dort) den Abbau des Botenstoffes (s.dort) Serotonin (s. dort)
Metabolisieren	verstoffwechseln
Milchsäurebakterien	eine Klasse für die Darmgesundheit unverzichtbarer Bakterien
Mikronährstoffe	die Summe der Vitalstoffe, die zusätzlich zu den Aminosäuren (s. auch Proteine) als Inhaltsstoffe der Nahrung im Körper benötigt werden, also Vitamine, Enzyme, Mineralstoffe, Spurenelemente und sekundäre Pflanzeninhaltsstoffe

Mineralstoffe	natürlich gebildete vorwiegend anorganische Festkörper, meist kristalliner Struktur
Mitochondrien	Verbrennungskammern innerhalb der Körperzellen, die den Stoff Adenosintriphosphat (ATP) aufbaut, der die Energie für die Bewegung des Körpers und seiner Systeme liefert
Native Kost	im Kern nicht hitzebehandelte und bis auf ihre Zellen mechanisch aufgebrochene rohe eiweißreiche Pflanzenkost, die in Flüssigkeiten dispergiert auf leeren Magen aufzunehmen ist
Nucleus Accumbens	zentralnervöses Belohnungszentrum im unteren Vorderhirnbereich
Oxytocin	Bindungshormon, auch Kuschelhormon genannt, mit stressabbauender Wirkung
Parasympathisches Nervensystem	eine der Komponenten des vegetativen Nervensystems, das für nicht dem Willen unterliegende Steuerungsfunktionen im menschlichen Körper zuständig ist; das Gegenteil ist das dem Willen unterliegende sympathische Nervensystem
Placebo	„ich werde gefallen", ein Scheinarzneimittel ohne Wirkstoff, ohne pharmakologische Wirkung, das durch den Glauben daran aber doch messbare Wirkungen auslösen kann
Proteine	hauptsächlich aus Aminosäuren aufgebaute Makromoleküle mit festliegender räumlicher Struktur, die aber auch Vitamine, Enzyme, Mineralien und Nebenstoffe enthalten können
Pylorus	Magenpförtner
Radikalenfänger	Stoffe, die freie Radikale (s.dort) unschädlich machen
Rezeptoren	Andockstellen für Botenstoffe in den Nervenendigungen aufnehmender Nervenzellen
Samsara	der immerwährende Zyklus des Seins, der Kreislauf von Werden und Vergehen bzw. der Kreislauf der Wiedergeburten aller Lebewesen in den indischen Religionen (Hinduismus, Buddhismus und Jainismus)
Serotonin	im Körper (vorwiegend im Verdauungstrakt, den Blutplättchen und in der Lunge) ein Gewebehormon, im Gehirn der zentrale Transmitter (Botenstoff) für die Informationsübermittlung mit weitgespannten Aufgaben, als Schlüsselhormon auch der Modulation anderer zentralnervöser Botenstoffe
serotonerg	auf Serotonin bezogen
Somatotropin	(s. Wachstumshormon)

Spurenelemente	unverzichtbare, zwar nur in sehr kleinen Mengen benötigte, aber im Körper hoch wirksame metallische Elemente
SSRI	engl. serotonin reuptake inhibitor = arzneiliche Serotonin-wiederaufnahmehemmer, die den Rückbau des Transmitters Serotonin nach der Abgabe seiner Information an seinen Rezeptoren am Synaptischen Spalt aufhalten, sodass die serotonerge Reaktion verstärkt wird
Synaptischer Spalt	sehr schmaler Spalt zwischen den Endigungen von Nervenbahnen (Neuronen), in dem Botenstoffe (Transmitter), die in blasenförmigen Behältern (Vesikel) verpackt durch einen zuleitenden Nervenast (Axon) herangeschafft wurden, frei werden, um am Ende des aufnehmenden Nervenastes (Neuron) in spezifischen Einrichtungen (Rezeptoren) ihre Information abzugeben
Transmitter	Botenstoff
Transskriptions-proteine	Proteinkörper wie foxa 2, die auf chemische Weise im Körper Funktionen auslösen, z.B. Gene aktivieren (s. Epigenetik)
Triglyceride	auch Neutralfette, sind Verbindungen mit dreifacher Anbindung von Fettsäuren
Verbrennungskammern	Mitochondrien
Vitalstoffe	die Summe der im Körper benötigten Nahrungsinhaltsstoffe, zu denen neben den Aminosäuren (s.dort) die Mikronährstoffe (s. dort) gehören
Wachstumshormon	engl. Human growth hormone (HGH), das für das Längenwachstum des Körpers zuständig ist, aber auch für die Fettverbrennung in der Nacht
Wiederaufnahme-hemmer (GLYX)	SSRI, s. dort
zentralnervös	auf das Gehirn bezogen, zerebral
ZNS	zentralnervöses System = das Gehirn
Zwölffingerdarm	s. Duodenum

139

Literaturempfehlungen zur Vertiefung

Anbühl, Meier, Willutzki, Soziale Angst verstehen und behandeln, Ll-Leben lernen, 2006

Bärwald, Gesund abnehmen mit Topinambur, Trias, 2008

Bauer, Das Gedächtnis des Körpers, Piper, 2009

Bartens, Körperglück, Droemer-Knaur, 2010

Berner, An vollen Töpfen verhungern, Medi Verlag, 1998

Bock, Mindfuck, Knaur, 2011

Dahlke, Zusammenhänge zwischen Ernährung und Lebensstimmung, CO'Med 03/2007

Ehlers, Wohlfühlhormon Serotonin. Botenstoff des Glücks. Der körpereigene Aufbau durch native Kost, 288 S., Via Nova, Petersberg, 2012

Ehlers, Das verheerende Regime des Magens, S.62 ff. und 90 ff. CO'Med 2011

Frädrich, Die einfachste Diät der Welt: Das Plus-Minus-Prinzip, GU, 2009

Funfack, Metabolic Balance für Einsteiger, Südwest, 2009

Goleman, EQ. Emotionale Intelligenz, Haufe, 2011

Gonder, Fett, 2009

Grillparzer, Die Neue Glyx-Diät, G+U, 2009

Grimm, Die Kalorienlüge, Dr. Watson, 2008

von Hattem, „Minus 100 Kilo?" Reichel Verlag, 2012

Harnisch, Alternative Heilmittel für die Seele, Schlueter, 2010

Hofmekler, The Warrior Diet, Blue Snake Books, 2007

Hueter et al., Essen, Serotonin und Psyche: Die unbewusste nutritive Manipulation von Stimmungen und Gefühlen, Deutsches Ärzteblatt 1998, 95 ff.

Inzinger, Koch' mit Köpfchen, Falken, 1977

Kellerer, Die Granulometrie der Lebensmittel, OM & Ernährung, 2010, Nr. 130 F 37

Knop, Hunger & Lust, BoD, 2011

Lohmann, Der Basendoktor, Trias, 2010

Longo et al., Fasting Cycles Retard Growth of Tumors and Sensitize a Range of Cancer Cell Types to Chemotherapy, ssciencemag, scitranslmed.3003293, 2012/02/06

Lutz, Leben ohne Brot, Informed, 2007

Mayr, Darmträgheit und ihre radikale Behandlung", Neues Leben, 1986

Moll/Held, Schlank statt sauer, Südwest, 2011

Peters, Das egoistische Gehirn, Ullstein, 2011

Pierpaolo / Regelson, The Melatonin Miracle, Pocket Books, 1995

Rosendorff, Neue Erkenntnisse der Naturheilbehandlung", Turm-Verlag, 1964

Runow, Wenn Gifte auf die Nerven gehen. Südwest. 2009

Schatalova, Heilkräftige Ernährung, Goldmann, 2006

Schatalova, Wir fressen uns zu Tode, Goldmann, 2002

Schusdziarra/Hausmann, Satt essen und abnehmen, mmi, 2008

Schweppe, Schlank durch Achtsamkeit, systemed, 2012

Stoffel et al., Regulation of adaptive behaviour during fasting by hypothalamic Foxa2, Nature,, doi: 10.1038/nature08589, Epub 2009 December 3

Strunz, Wieso macht die Tomate dick", Heyne, 2011

Trunz-Carlisi et al. (Pape), Schlank im Schlaf, GU, 2009

Winter, Abnehmen ist leichter als zunehmen, Mankau, 2007

Worm, MehrFett, 2012

Weitere Bücher aus dem Verlag Via Nova:

Wohlfühlhormon Serotonin – Botenstoff des Glücks
Der körpereigene Aufbau durch native Ernährung
Rolf Ehlers

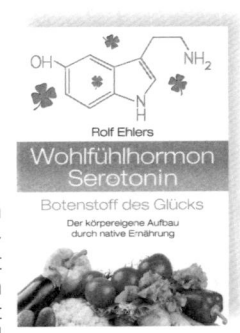

Hardcover, 288 Seiten, ISBN 978-3-86616-208-2

Das unverzichtbare Schlüssel- und Wohlfühlhormon Serotonin ist der zentrale Botenstoff, der in uns Menschen eine mental-hormonelle Balance, Gesundheit und damit Lebensglück bewirkt. Rolf Ehlers stellt in diesem Buch das Aminas-Prinzip vor, das er entdeckt und entwickelt hat, und begründet umfassend und überzeugend, dass mit dem Verzehr nativer Kost auf leeren Magen Serotonin zuverlässig auf natürliche Weise im Gehirn aufgebaut und im gesamten Körper sowie auch seelisch wirksam wird. Fachleute haben seine Erkenntnisse zu Recht als bedeutendste Entdeckung auf dem Gebiet der gesunden Ernährung in den vergangenen Jahren bezeichnet.

Vom Übergewicht zum Gleichgewicht
Wie ich auf der Suche nach der Wahrheit
50 kg abnahm
Theresa Weißkircher

2. Auflage

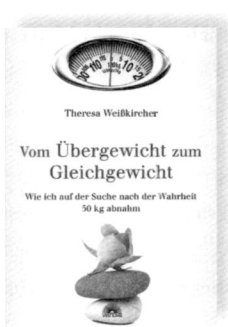

Paperback, 232 Seiten,
ISBN 978-3-86616-144-3

Die Autorin Theresa Weißkircher beschreibt und erörtert in diesem Buch eigene Erfahrungen mit ihrem übergewichtigen Körper, ihre Auseinandersetzung mit sich selbst und ihren Lebensbedingungen, ihre Suche nach ihrem innersten Wesen, dem Urgrund des Seins. Indem sie sich von ihrer inneren Stimme, ihrer Intuition führen lässt, gelingt es ihr, in ein paar Monaten 50 kg abzunehmen, ihr seelisches und körperliches Gleichgewicht wiederzufinden und sich in Liebe und mit Freude dankbar anzunehmen. Ihr Erfolg macht allen Mut, die unter Gewichtsproblemen, besonders Übergewicht, leiden, ihr äußeres Erscheinungsbild in Einklang mit ihrem inneren Wesen zu bringen.

Ganzheitlich entgiften und entschlacken
Die 8-Kräuterkur für ein gesundes Leben
Bettina Lindner

Paperback, 144 Seiten, 30 mehrfarbige Fotos,
ISBN 978-3-86616-219-8

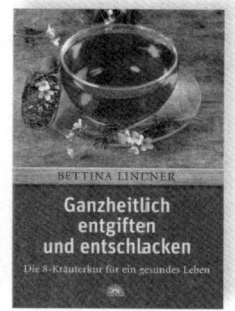

Tausende haben in den letzten Jahrzehnten hervorragende Erfahrungen mit einem speziellen 3-Kräutertee gemacht. Sogar Schwerkranke verbessern ihren Zustand meist deutlich mit dem Rezept der Ojibwa-Indianer Kanadas, auf deren Wissen diese Kräutermischung beruht. Der Tee ist in der Lage, Krankheiten vorzubeugen oder zu heilen, weil er intensiv entsäuert, entgiftet, entschlackt. Dadurch wird auch das Immunsystem gestärkt. Dieses Buch macht Hoffnung, indem es traditionelles Gesundheitswissen in die heutige Zeit bringt. Es erklärt nicht nur die Entdeckung des Tees vor mehr als 80 Jahren, sondern auch, warum diese spezielle Zusammensetzung der Kräuter so wirkungsvoll ist. Besonders berührend sind die Erfahrungsberichte der Anwender, die aufzeigen, dass die tägliche Vitalität und geistige Frische durch Entgiftung extrem verbessert werden kann.

Fahrplan Gesundheit
Die universellen Heilprinzipien der Natur
Dr. med. Jürgen Freiherr von Rosen

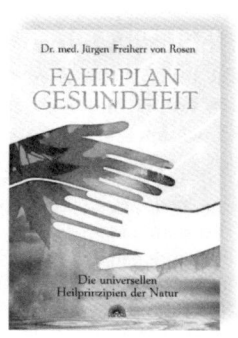

Hardcover, 112 Seiten, 20 mehrfarbige Fotos,
ISBN 978-3-86616-216-7

Dieses Buch regt an, sich umfassend mit den universellen Heilprinzipien der Natur zu beschäftigen und mit deren Kenntnis neue Wege zu gehen und neue Verhaltensweisen einzuhalten, um eine optimale Gesundheit zu erreichen. Der Autor ist der Überzeugung, dass nachhaltige Gesundheit und Leistungsfähigkeit bis ins hohe Alter möglich sind. Er stellt eine Vision vom optimalen Gesundsein vor, die er selbst vorlebt. Alle wichtigen Grundprinzipien einer gesunden Lebensweise werden dargestellt. Zum Beispiel: Ernährung, Ausdauersport, Schlaf und Schlafplatz, Heilung von Blockaden, Intuition, geistige Einstellung. Dieses Buch gibt dem Leser überzeugende und wirksame Ratschläge, auch wie man entsprechende Kosten sparen kann.

Das Gesundheitsbuch der Hl. Hildegard von Bingen
Die besten Heilmittel der Hildegardmedizin
Peter Pukownik

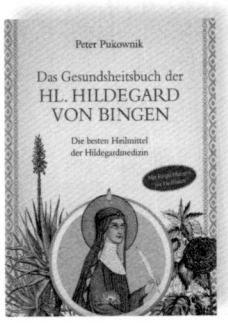

Hardcover, 176 Seiten, 40 farbige Abbildungen,
ISBN 978-3-86616-232-7

In diesem Buch erfahren Sie, wie man die Heilkräfte der Natur richtig nutzt, Erkrankungen vorbeugen oder auf natürliche Weise selbst heilen, seine Gesundheit erhalten kann. Zum besseren Verständnis der Hildegard-Heilkunde geht der Autor auch auf Hildegards Welt- und Menschenbild ein: Die Gesundheit ist für sie ein lebenslanger, kreativer Prozess, der eine neue Lebensumstellung, eine ganzheitliche religiös-sittliche Haltung, eine Änderung krankmachender Lebensgewohnheiten, die Einhaltung von Lebensrhythmen, den bewussten Umgang mit der Natur und das rechte Maß umfasst.. Vor allem werden die Heilmittel der Hildegardmedizin, ihre Herstellung, ihre Anwendung und ihre körperliche und psychische Wirkung dargestellt, sowie Möglichkeiten der Behandlung verschiedener Krankheiten und Beschwerden, einschließlich der Empfehlungen für das Heilfasten.

Heilung beginnt im Herzen
Die inneren Kräfte wecken, um Körper und Seele zu heilen
Chuck Spezzano

3. Auflage

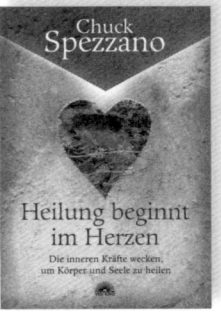

Hardcover, 240 Seiten, ISBN 978-3-86616-140-5

Das neue Buch des bekannten Lebenslehrers Dr. Chuck Spezzano gibt dem Leser grundlegende Prinzipien und Methoden an die Hand, um sich von allen Formen von Krankheit und Schmerz zu befreien. Es ergründet nicht nur die Wurzeln dessen, was Krankheiten und Schmerzen erzeugt, sondern zeigt darüber hinaus praktische Wege, wie man die dem eigenen Herzen und Geist innewohnende Kraft nutzen kann, um Krankheiten zu heilen und Schmerz aufzulösen.